**FOKUS KNIE**



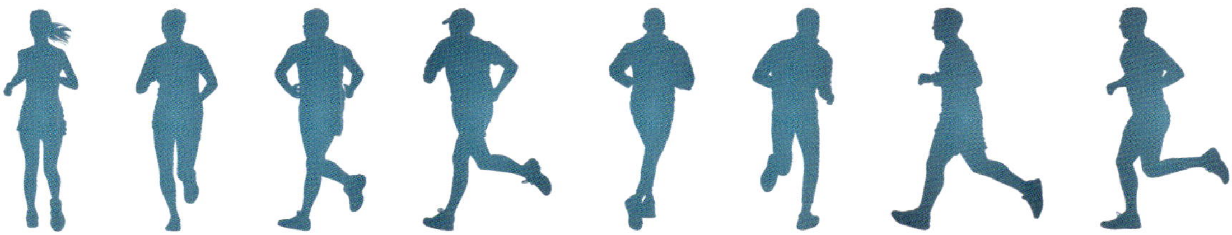

PD Dr. Patrick Weninger

# FOKUS KNIE

## Hilfe bei Schmerzen

Tipps eines Kniespezialisten
So würde er sich selbst behandeln

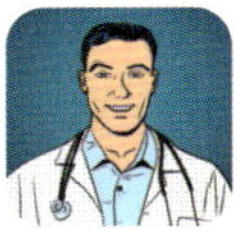

maudrich

*Dieses Buch informiert Sie über verschiedene Knieerkrankungen und deren konservative und operative Therapiemöglichkeiten. Keinesfalls kann es medizinischen Rat ersetzen! Für die korrekte Erstellung der Diagnose und die entsprechende Behandlung bei bestehenden Knieerkrankungen sowie bei akuten Beschwerden konsultieren Sie stets einen Facharzt.*

*Speziell die Darstellung der verschiedenen Therapien erhebt keinen Anspruch auf Vollständigkeit.*

*Bei Empfehlungen wurden aktuelle Richtlinien berücksichtigt. Diese unterliegen ständigen Änderungen und sind entsprechend der aktuellen Evidenz dynamisch.*

*Wegen stilistischer Klarheit und leichterer Lesbarkeit wurde im Text auf die sprachliche Verwendung weiblicher Formen verzichtet. Ausdrücklich sei hier festgehalten, dass die Verwendung der männlichen Form inhaltlich für alle Geschlechter gilt und keinesfalls einen sexistischen Sprachgebrauch darstellt.*

**Bibliografische Information der Deutschen Nationalbibliothek**
Die Deutsche Nationalbibliothek verzeichnet diese Publikation in der Deutschen Nationalbibliografie; detaillierte bibliografische Daten sind im Internet über http://dnb.d-nb.de abrufbar.


Umschlaggestaltung, Typografie und Satz: Florian Spielauer, Wien
Lektorat: Mag. Katharina Schindl, Wien
Druck: Finidr, Tschechien
ISBN 978-3-99002-114-9

Auch als E-Book erhältlich: ISBN 978-3-99111-005-7 (epub)

FSC
www.fsc.org
MIX
Papier aus verantwortungsvollen Quellen
FSC® C014138

**V. gewidmet**

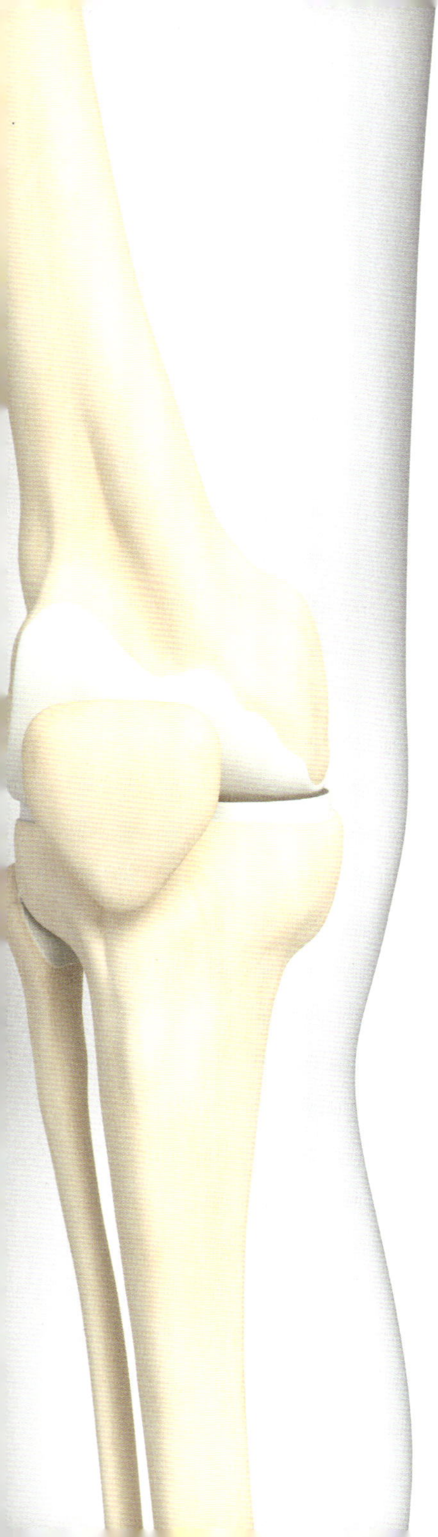

## Vorwort

Lieber Leser,

ich freue mich, dass Sie Interesse an diesem Buch haben. Ich darf mich bei Ihnen vorstellen: Mein Name ist Patrick Weninger. Ich bin Facharzt für Orthopädie und Traumatologie sowie Facharzt für Unfallchirurgie. Durch die Absolvierung dieser zwei Facharzt-Ausbildungen bin ich sowohl auf Verletzungen als auch auf Abnützungen des Kniegelenkes spezialisiert. Somit decke ich professionell sämtliche Erkrankungen und verletzungsbedingten Schäden dieses komplexen Gelenkes ab.

Schon frühzeitig (nach dem Studium) war es mein Ziel, mich auf ein bestimmtes Fachgebiet zu konzentrieren. Durch meine Affinität zum Sport war klar, dass ich mich auch der Sportmedizin verschreiben würde. Da ich gerne handwerklich tätig bin, wollte ich in der Sportchirurgie arbeiten. Ich wurde anfänglich oft belächelt, als ich mich voll und ganz auf das Thema „Knie- und Sportverletzungen" spezialisierte. Dennoch verfolgte ich konsequent diesen Weg. Auch deshalb, weil ich mir dachte: Man kann als Arzt nicht alles können und deshalb ist es gut und sinnvoll, sich auf ein bestimmtes Gebiet festzulegen. Mein Leitmotiv war immer: Was man oft macht, macht man gut. Das gilt für jedes Handwerk, so auch für die Chirurgie. Ich fragte mich häufig: Zu wem würde ich gehen, hätte ich selbst eine Knieverletzung? Die Antwort war einfach: zu einem Kniespezialisten. Deshalb war mir klar, dass ich Spezialist und kein Allrounder sein wollte.

Meine oberste Behandlungsmaxime lautete immer und lautet weiterhin: Behandle deine Patienten so, wie du dich selbst behandeln würdest! Das lesen Sie auch in diesem Buch.

Besonders wichtig ist für mich auch die Einbeziehung der sportlichen Aktivitäten meiner Patienten in meine ärztlichen Überlegungen und Empfehlungen. Deshalb gibt es in diesem Buch im Teil „Verletzungen und Erkrankungen“ zu jedem Kapitel auch den Teil „Back 2 Sports“. In diesem wird detailliert darauf eingegangen, wann nach einer bestimmten Erkrankung oder Verletzung des Kniegelenkes wieder welche Sportart betrieben werden kann.

Ihr Patrick Weninger

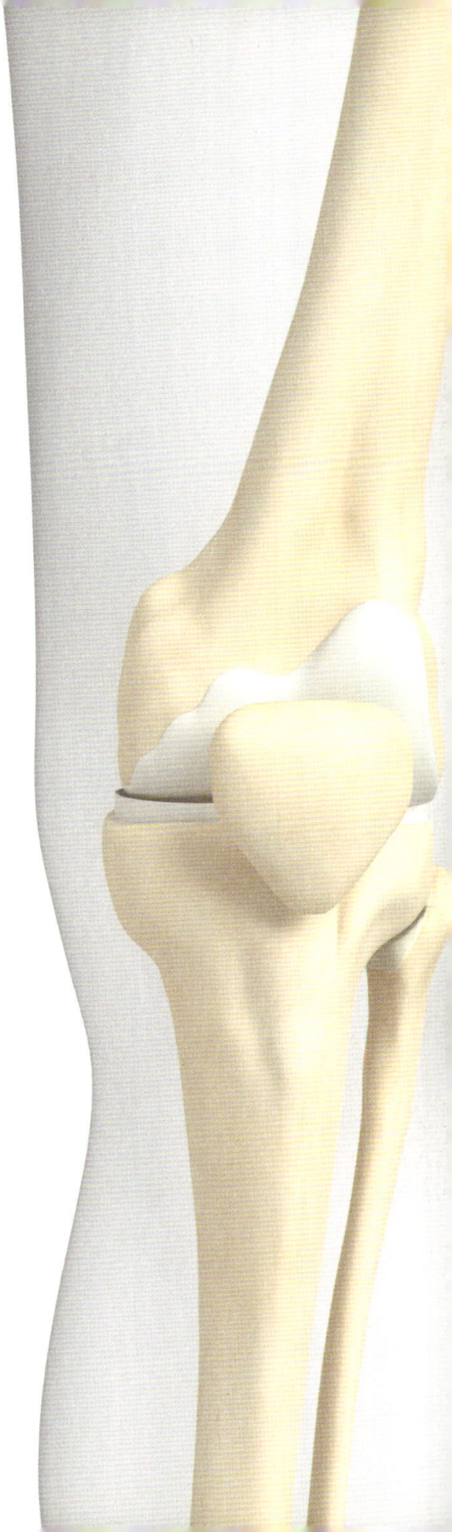

# INHALT

## ALLGEMEINER TEIL



## SPEZIELLER TEIL

## ANHANG



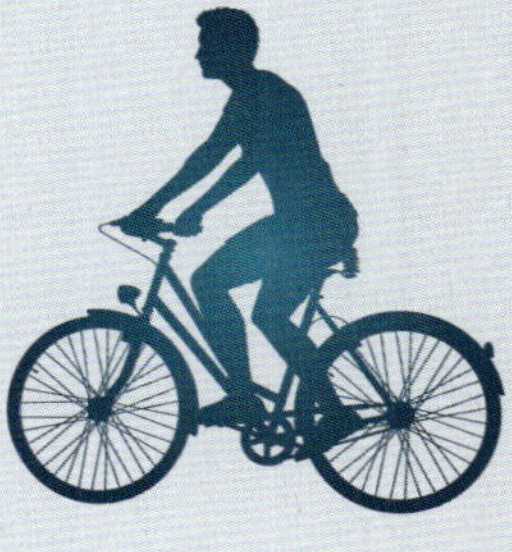

# ALLGEMEINER TEIL

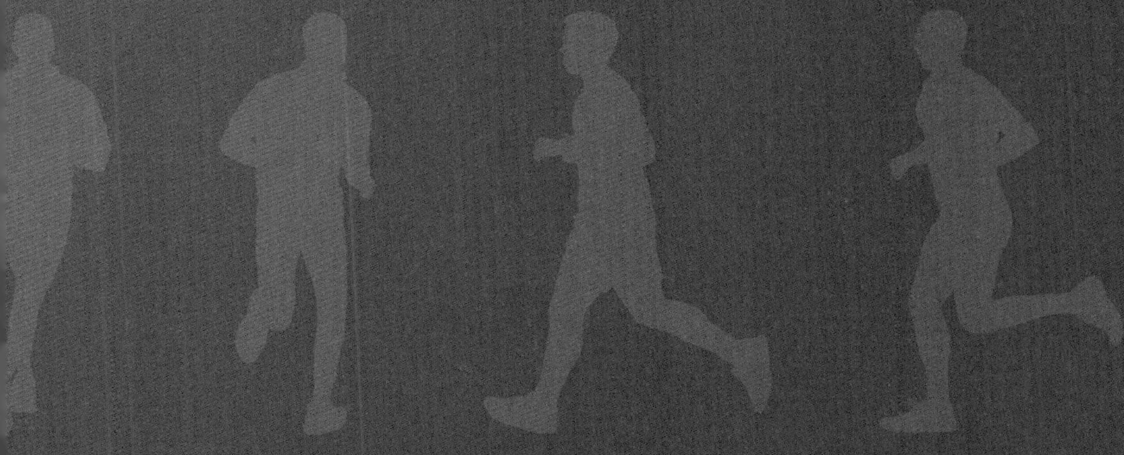

# KNIEAUFBAU (ANATOMIE)

Das menschliche Knie ist ein komplexes System. Nur wenn es gesund ist, ist ein schmerzfreier Gang und die Ausübung der meisten Sportarten möglich. Kommt es zu Abweichungen innerhalb dieses Systems, macht sich das oft in einer Funktionsbeeinträchtigung bemerkbar. Um Schäden und Verletzungen des Knies besser zu verstehen, ist es wichtig, seine anatomischen Strukturen zu kennen. Daher möchte ich Ihnen zu Beginn den grundsätzlichen Aufbau des Kniegelenkes näherbringen.

Das Kniegelenk, das Gelenk zwischen Ober- und Unterschenkel, ist das größte Gelenk des Menschen. Es setzt sich prinzipiell aus zwei Gelenken zusammen:

- dem Gelenk zwischen Oberschenkel und Schienbein und
- dem Gelenk zwischen Oberschenkel und Kniescheibe.

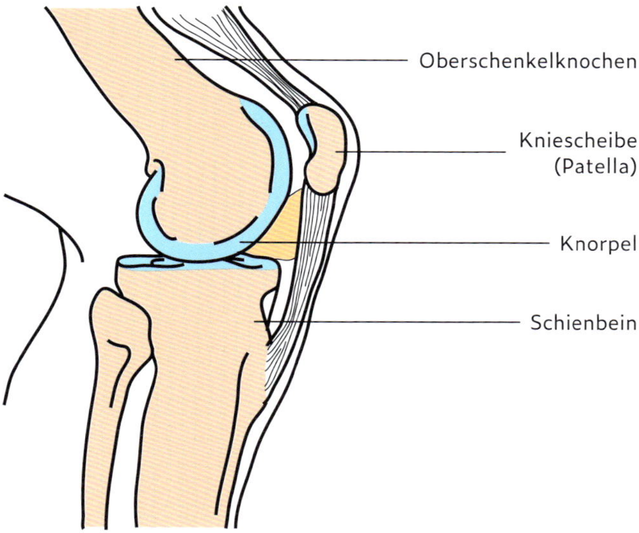


**Kniegelenk von der Seite**

Die Gelenkpartner (Oberschenkel, Schienbein und Kniescheibe) sind an den gelenkbildenden Stellen von einer Knorpelschicht überzogen. Dieser Gelenkknorpel ist an verschiedenen Stellen unterschiedlich dick und ermöglicht schmerzlose Bewegungen der Gelenkpartner zueinander.

Das Kniegelenk ist ein sogenanntes **Drehscharniergelenk.** Das bedeutet, es sind einerseits Scharnierbewegungen (Beugung/Streckung) und andererseits Drehbewegungen (in gebeugtem Zustand Innen- und Außenrotation) möglich. Der Bewegungsumfang erlaubt eine Beugung bis etwa 140 Grad und volle Streckung. Bei manchen Menschen, vor allem bei Frauen und Kindern, ist auch eine Überstreckung möglich.

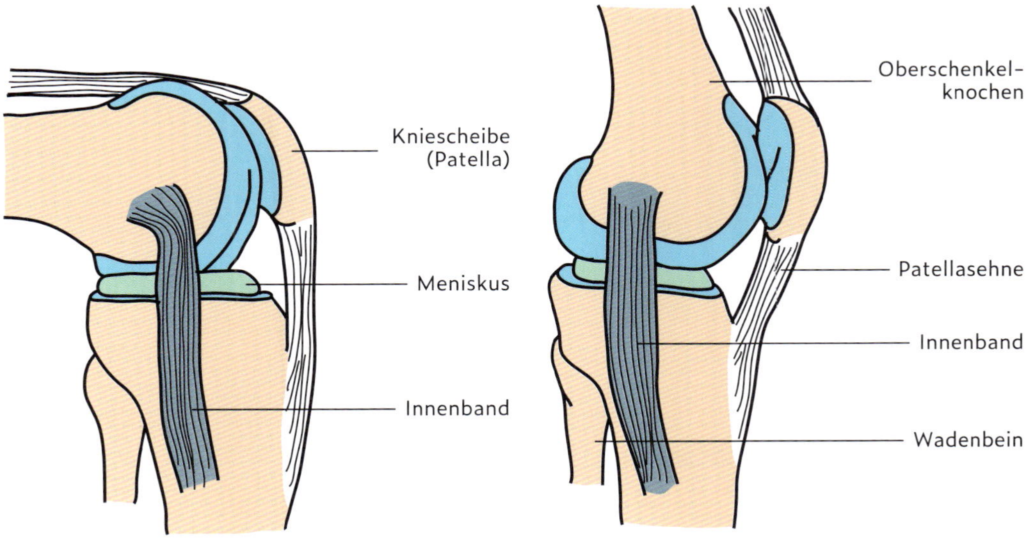


**Kniegelenk: abgewinkelte + aufrechte Position**

Das Kniegelenk ist ein bandgesichertes Gelenk. Das heißt, Bänder verhindern zu große Bewegungsausmaße und eine Instabilität des Kniegelenkes. In jedem Knie gibt es zwei Seitenbänder und zwei Kreuzbänder.

Man unterscheidet das innere vom äußeren **Seitenband.** Das innere Seitenband ist platt und besteht aus drei Anteilen, das äußere ist etwas rundlicher und zieht vom Wadenbein zum Oberschenkel.

Die beiden **Kreuzbänder** stabilisieren das Kniegelenk in mehreren Ebenen und bei Rotationsbewegungen. Das vordere Kreuzband kreuzt das hintere und ist etwa 8 mm dick. Die Kreuzbänder bestehen vorwiegend aus kollagenem Bindegewebe, sie sind sehr straff und praktisch nicht dehnbar. Sie sind von Schleimhaut, Blutgefäßen und Nervenfasern überzogen.

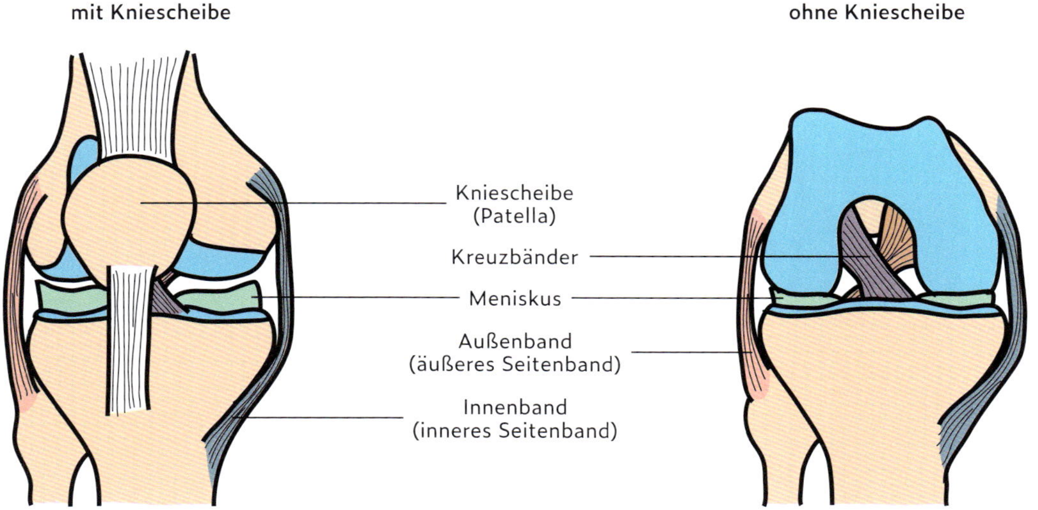


**Kniegelenk von vorne, mit und ohne Kniescheibe**

Es gibt mehrere Muskeln, die das Knie ebenfalls stabilisieren und an dessen Bewegungen (Beugen, Strecken, Drehen) beteiligt sind. Sehnen verbinden diese Muskeln mit den Knochen. Die **Quadrizepssehne** ist die Sehne des Kniestreckermuskels an der Vorderseite des Oberschenkels. Dieser Muskel ist der größte Muskel des Beines. Die Sehne setzt am oberen Rand der Kniescheibe an. Gemeinsam mit der Patellasehne hält die Quadrizepssehne die Kniescheibe in ihrer Position.

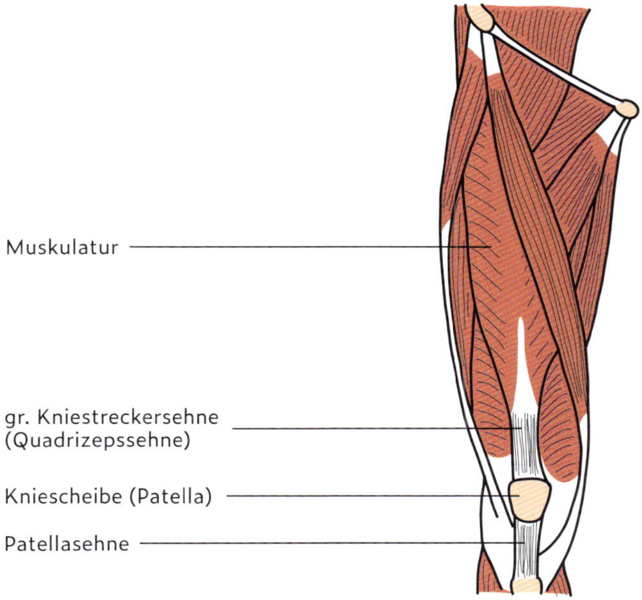


**Muskulatur und Sehnen**

Das Knie besteht außerdem aus den sogenannten Knie-Binnenstrukturen. Diese liegen vorwiegend innerhalb der Gelenkkapsel, also im Inneren der Gelenkhöhle. Die Knie-Binnenstrukturen sind die **Menisken** (Innen- und Außenmeniskus), die bereits erwähnten Bänder des Kniegelenkes und der Gelenkknorpel. Menisken sind aus Schichten aufgebaute Faserknorpelscheiben und bestehen vorwiegend aus Kollagen, Wasser, Proteoglykanen, Hyaluronsäure und knorpelähnlichen Zellen. Die Hauptfunktion der Menisken ist die eines Stoßdämpfers. Das bedeutet, dass der Meniskusfaserknorpel den Gelenkknorpel vor zu starker axialer (vertikaler) Belastung schützt. Diese Belastung entsteht unwillkürlich beim Gehen oder Laufen. Darüber hinaus sichern die Menisken auch die Stabilität des Kniegelenkes, gleichen Oberflächenunterschiede zwischen Oberschenkel- und Schienbeinknorpel aus und sind für die Produktion und die gleichmäßige Verteilung von Gelenkflüssigkeit verantwortlich.

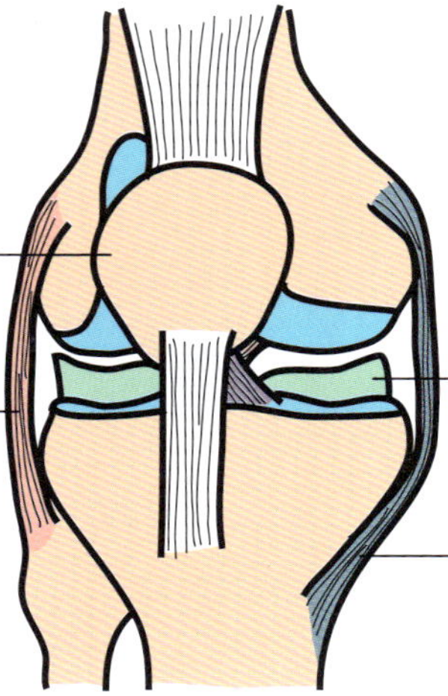


Querschnitt durch das Kniegelenk – Sicht von oben

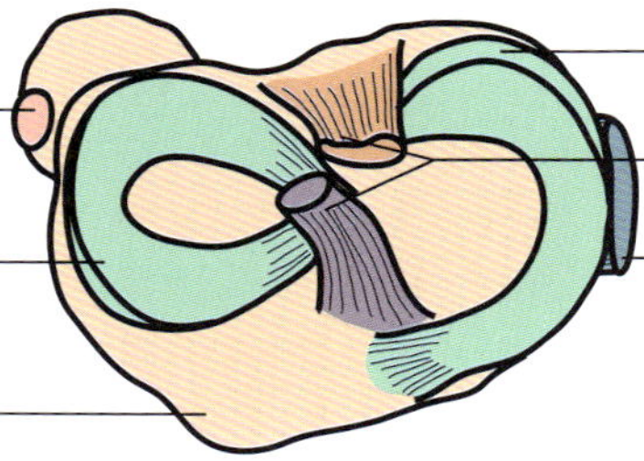


**Kniegelenk: von vorne und im Querschnitt**

Weitere Strukturen innerhalb des Gelenkes sind Teile des **Hoffa'schen Fettkörpers, Schleimhautfalten (Plicen)** und **Schleimbeutel.** Der Hoffa'sche Fettkörper befindet sich im vorderen Anteil des Kniegelenkes. Ein Teil dieser Struktur liegt innerhalb der Kniegelenkkapsel, ein anderer Teil außerhalb des Kniegelenkes. Der Fettkörper ist unter der Haut tastbar und mäßig verschieblich. Das Fettpolster ist von Nervenfasern und Gefäßen durchzogen.

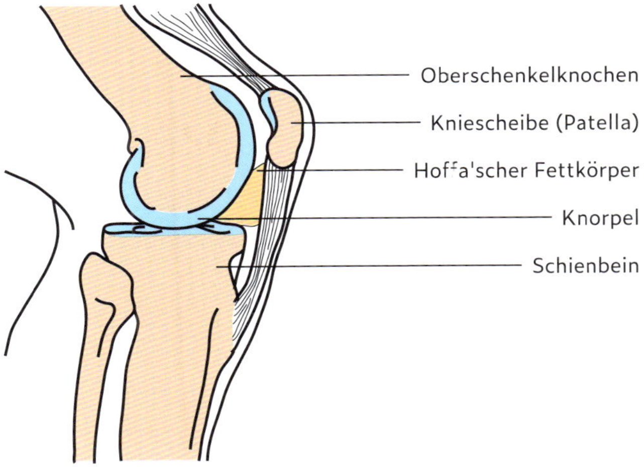


**Kniegelenk: Knorpel und Hoffa'scher Fettkörper**

Das Innere des Kniegelenkes ist mit Schleimhaut ausgekleidet. Diese **Schleimhaut (Synovia)** ist spiegelnd glatt und wichtig für ein reibungsfreies Gleiten der Gelenkpartner. Die Synovia produziert auch die Gelenkflüssigkeit (Synovialflüssigkeit), die ebenfalls die Schmierfunktion des Gelenkes verbessert.

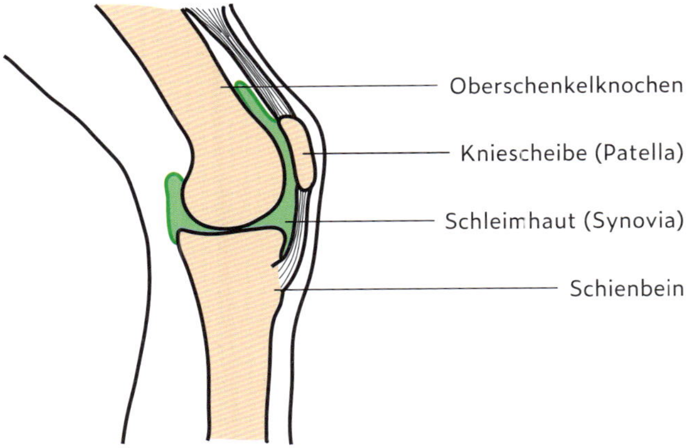


**im Inneren des Kniegelenkes: Schleimhaut**

Die Schleimhaut des Kniegelenkes ist an manchen Stellen ausgeweitet. Diese Ausweitungen sind notwendig, da das Kniegelenk im Normalfall einen relativ großen Bewegungsumfang hat. Wird das Knie voll durchgestreckt oder gebeugt, sind die Reserveräume aufgebraucht und helfen so, Extrembewegungen zu begrenzen. Sie tragen dadurch auch in gewisser Weise zur Stabilität des Kniegelenkes bei. Bei einer Plica handelt es sich um eine Schleimhautfalte. Diese Schleimhautfalten befinden sich im Inneren des Kniegelenkes und gleiten bei den Bewegungen innerhalb der Gelenkkapsel. **Schleimbeutel (Bursa)** sind für die normale Verschieblichkeit der Gelenkknorpel bei Bewegungen erforderlich.

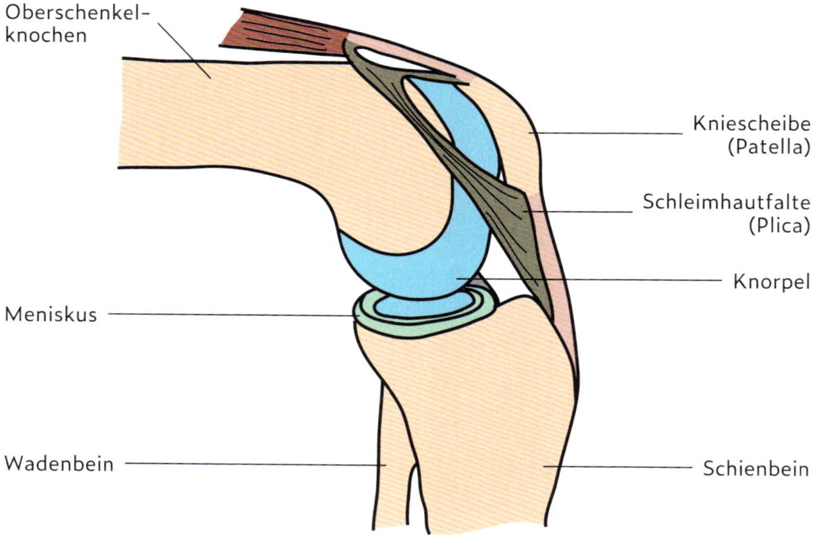


Das Kniegelenk ist täglich großen Belastungen ausgesetzt. Allein das normale Gehen verursacht starke Druck- und Scherkräfte auf die Gelenkpartner. Beim Laufen, Springen oder Stolpern werden diese Kräfte noch um ein Vielfaches erhöht. Besonders starke Rotations- und Scherkräfte können die Unversehrtheit der Menisken, der Bänder und des Knorpels beeinträchtigen.

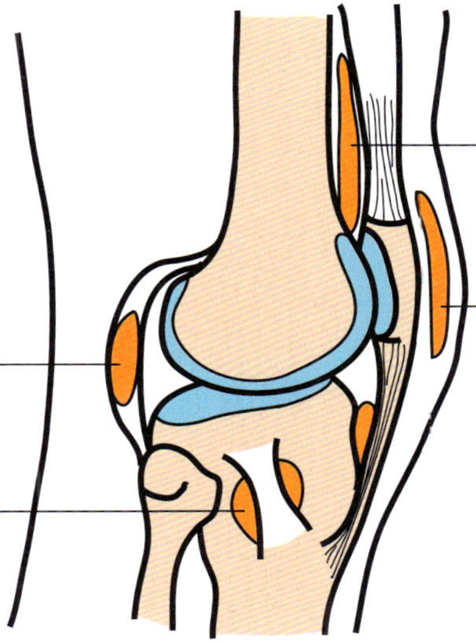


**Reserveräume: Schleimhautfalten und Schleimbeutel**

# DIAGNOSEVERFAHREN

Kommt es im Bereich des Kniegelenkes zu Problemen wie Schmerzen oder Schwellungen, muss zuerst von einem Arzt die richtige Diagnose gestellt werden, damit anschließend mit der bestmöglichen Behandlung für den jeweiligen Patienten begonnen werden kann. Folgende Diagnoseverfahren sind die wichtigsten und ermöglichen es dem Arzt in der Regel, die Ursache für die Beschwerden des Patienten festzustellen.

## Körperliche Untersuchungen

Die wichtigste Untersuchung nach einer Knieverletzung oder nach Überlastungen des Kniegelenkes ist die körperliche Untersuchung des Knies. Sie besteht aus mehreren Teilen und gibt dem Arzt einen sehr guten Eindruck, wie es um das Knie bestellt ist. Viele Erkrankungen oder

Verletzungen kann der Kniespezialist bereits allein durch die körperliche Untersuchung erkennen. Trotzdem ist in den allermeisten Fällen eine weiterführende, bildgebende Untersuchung zur Bestätigung des Ergebnisses der körperlichen Untersuchung und zum Nachweis oder Ausschluss von Begleitverletzungen erforderlich.

Die wichtigsten Bestandteile der körperlichen Untersuchung sind:

- **Inspektion:** Der Arzt betrachtet das Äußere des Kniegelenkes, um mögliche Abweichungen von der Norm zu erkennen. In erster Linie geht es dabei um Abweichungen der Weichteilkontur, sichtbare Fehlstellungen des Gelenkes oder eine Verschmächtigung der Muskulatur. Dies beurteilt der Mediziner immer im Seitenvergleich, das heißt, er vergleicht die kranke oder verletzte mit der gesunden, unverletzten Seite.
- **Palpation:** Das bedeutet „Angreifen" oder „Untersuchung mit den Händen". Besonders wichtig ist, dass der Arzt sehr behutsam und vorsichtig vorgeht, damit die Untersuchung für den Patienten absolut schmerzfrei ist. Ertastet werden können zum Beispiel Schwellungen, Verhärtungen, Fehlstellungen, Geschwulste, Reiben, Knacken und Instabilitäten. Die Tastbefunde vergleicht der Arzt dann wiederum mit der gesunden Seite und bekommt so einen sehr guten Eindruck vom Zustand beider Kniegelenke.
- **Stabilitätsprüfung:** Diese dient vor allem dem Nachweis von Bänderverletzungen und Verrenkungen der Kniescheibe. Dabei werden die Bänder des Kniegelenkes beansprucht und der Arzt kann erkennen, ob ein Bänderriss vorliegt oder nicht. Der Mediziner hält den Oberschenkel des Patienten mit einer Hand und drückt mit der anderen Hand den Unterschenkel nach innen oder nach außen. In manchen Fällen kann das Knie bei einer Bänderverletzung regelrecht „aufgeklappt" werden. Dabei geht der Gelenkspalt an der Stelle des Bänderrisses auf und beweist somit die Instabilität des Knies. Auch das Ausmaß (der Schweregrad) der Bänderverletzung lässt sich mit dieser Untersuchung einschätzen.
- **Prüfung der Menisken (Meniskusprovokation):** Bei dieser Untersuchung wendet der Arzt vorsichtig Bewegungstechniken an, um eine Schmerzreaktion beim Patienten zu provozieren, die auf einen

Meniskusriss hindeutet. Diese Tests beruhen alle auf einer Verengung des Gelenkspaltes und auf Drehbewegungen im Kniegelenk. Dadurch wird der Druck auf den jeweiligen Meniskus erhöht und die benachbarte Schleimhaut wird gereizt. Schmerzhaft ist nämlich nicht der Riss selbst, sondern die Reizung der Schmerzfasern der angrenzenden Schleimhaut.

## Bildgebende Untersuchungen

Zusätzlich zu den oben beschriebenen körperlichen Untersuchungsmethoden können verschiedene bildgebende Untersuchungen angewendet werden, um festzustellen, welches Krankheitsbild bei einem Patienten vorliegt. Es haben sich verschiedene radiologische Untersuchungsmethoden bewährt, die ich Ihnen im Folgenden vorstellen möchte.

### Röntgen

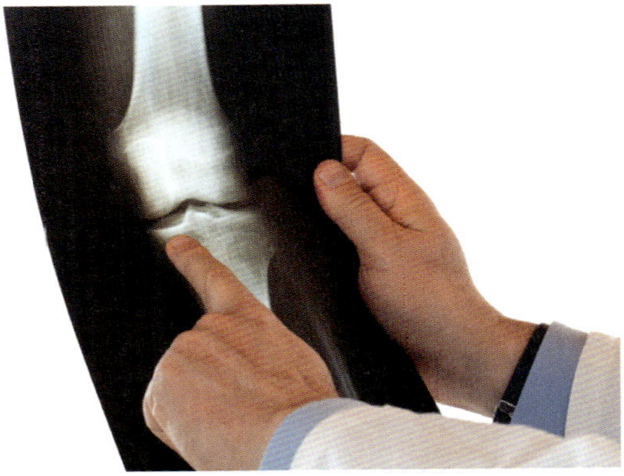

**Röntgen: meist die erste Untersuchungsmaßnahme**

Bei diesem Untersuchungsverfahren werden Röntgenstrahlen verwendet, um die knöchernen Strukturen des Kniegelenkes (Oberschenkel, Schienbein, Wadenbein und Kniescheibe) und die angrenzenden Weichteile darzustellen. Im Rahmen dieser Untersuchung, die zur Basisdiagnostik bei Knieverletzungen gehört, können bereits erste Ursachen für Knieprobleme entdeckt werden. Die Untersuchung ermöglicht einen ersten Eindruck über die Gelenkpartner und man kann knöcherne Verletzungen (Brüche) sowie Anomalien und Verrenkungen der Kniescheibe nachweisen. Das Röntgen gibt aber auch indirekt Hinweise auf Abnützungen und Erkrankungen des Gelenkknorpels (Arthrose), die sich sekundär bereits auf den Knochen auswirken. Auch bei Verdacht auf Instabilitäten des Kniegelenkes kann die Röntgenuntersuchung als sogenannte „gehaltene Aufnahme" gute Hinweise liefern.

Aussagen über die Knieweichteile sind durch eine Röntgenuntersuchung hingegen nur sehr eingeschränkt möglich. Die Kniebänder und die Menisken werden zum Beispiel nicht abgebildet.

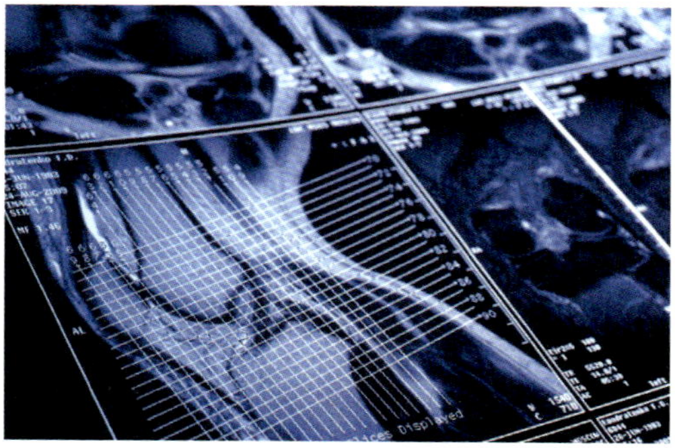

Computertomografie: genauer als das Röntgen

## Computertomografie (CT)

Die Computertomografie ist eine weiterführende Untersuchung, wenn das Röntgen einen Hinweis auf eine Knochenverletzung ergeben hat. Auch diese Untersuchung arbeitet mit Röntgenstrahlen. In einem sogenannten Schnittbildverfahren wird das Kniegelenk in verschiedenen Ebenen wie in „Scheiben" dargestellt. Dadurch sind wesentlich genauere Aussagen über Veränderungen möglich als mit einer Röntgenuntersuchung, zum Beispiel können kleinste Knochenbrüche dargestellt werden. Auch zur Ausmessung der Rotation der Gelenkpartner kann die CT-Untersuchung nützlich sein. Zudem ermöglicht sie eine gute präoperative Planung. Auch Knieprothesen (künstliche Kniegelenke) werden heute vielfach mittels CT geplant und individuell angefertigt. Die Beurteilung der Weichteile um das Kniegelenk und die Untersuchung der Bänder und Menisken ist jedoch auch mit dieser Methode nur sehr eingeschränkt möglich.

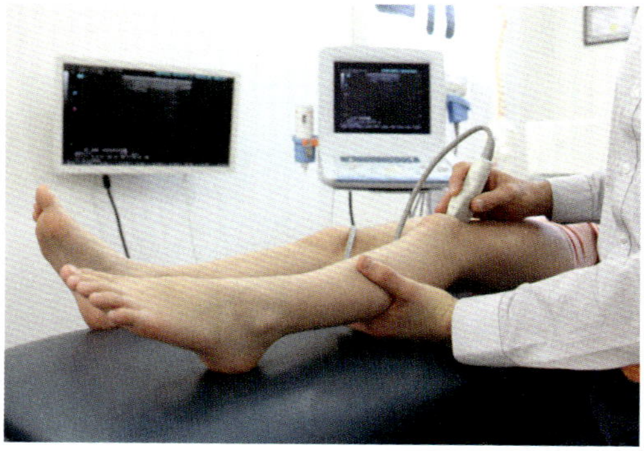

Ultraschalluntersuchung

## Ultraschall

Die Ultraschalluntersuchung ist eine der wichtigsten Diagnoseverfahren des Kniegelenkes ohne Strahlenbelastung. Sie eignet sich vor allem als sogenannte Screening-Untersuchung zum Nachweis oder Ausschluss grober Schwellungen, Gelenkergüsse oder Zysten im Gelenk. Auch bei Erkrankungen oder Reizungen der Sehnen rund um das Kniegelenk wird die Ultraschalluntersuchung oft eingesetzt. Dabei können Verdickungen der Sehnen und Kalkablagerungen sehr gut dargestellt werden. Durch besonders geübte Untersucher ist es heute sogar möglich, Meniskusrisse und Bänderverletzungen im Kniegelenk nachzuweisen.

## Magnetresonanztomografie (MRT)

Die MRT ist die wichtigste bildgebende Untersuchung der Weichteile rund um das und im Kniegelenk. Besonders die Menisken und die Bänder im Kniegelenk sowie der Gelenkknorpel können sehr gut abgebildet werden. Zusätzlich ist die MRT sehr gut zum Nachweis von Sehnenüberlastungen, Sehnenreizungen und Flüssigkeitseinlagerungen in den Weichteilen und im Knochen (Ödeme) geeignet. Auch der Schweregrad von Meniskusverletzungen und von Abnützungen des Gelenkknorpels lässt sich sehr gut einschätzen. Somit hat die MRT einen hohen Wert nicht nur für den Nachweis, sondern auch für die Feststellung des Ausmaßes einer Verletzung. In Einzelfällen kann die Untersuchung auch mittels Kontrastmittel erfolgen, um eine Verletzung noch genauer beurteilen zu können.

Die MRT ist eine Untersuchung, die ohne Strahlung erfolgt. Die Untersuchung ist völlig unbedenklich und schmerzfrei. Bei der Durchführung wird der Patient in eine Art Röhre geschoben und muss einige Minuten lang ruhig liegen bleiben. Für Patienten, die Probleme mit engen Räumen haben, gibt es spezielle offene MRT-Systeme.

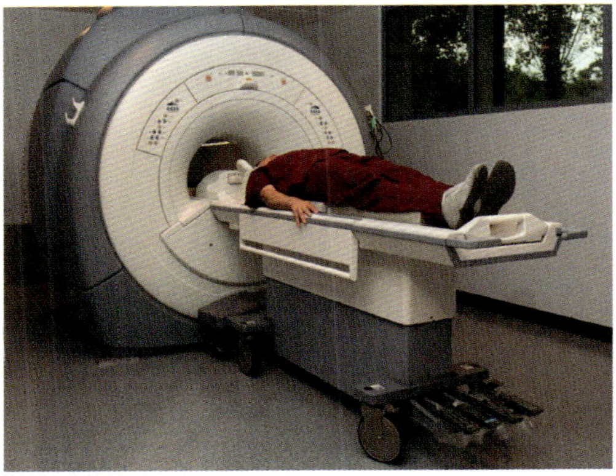

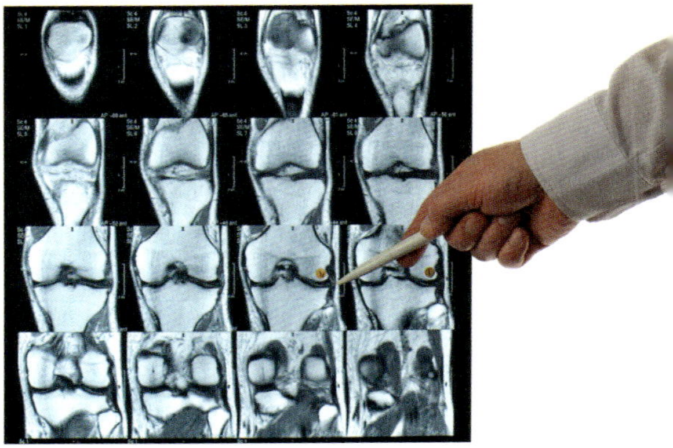

**laut, aber sicher: die MRT-Untersuchung**

## Spezialuntersuchungen

In einzelnen Fällen kann es notwendig sein, dass weitere spezielle Untersuchungsverfahren angewendet werden müssen, um Ursachen für Beschwerden im Kniegelenk zu finden. Diese Methoden werden im Folgenden kurz vorgestellt.

### Szintigrafie und SPECT (3-Phasen-Szintigrafie)

Dieses bildgebende Verfahren eignet sich vor allem zum Ausschluss oder zum Nachweis von Entzündungen im Knie. Auch bei einer möglichen Lockerung einer Knieprothese kommt es zum Einsatz. Es handelt sich dabei um ein nuklearmedizinisches Verfahren, bei welchem es im Falle einer Entzündung oder bei einer Prothesenlockerung zu einer vermehrten Anreicherung von sogenannten Tracern (radioaktive Stoffe) kommt.

### Positronen-Emissions-Tomografie

Dieses nuklearmedizinische Verfahren wird in sehr seltenen Fällen – vor allem bei Verdacht auf Entzündungen oder Prothesenlockerung – angewendet. Dabei wird dem Patienten ein sogenanntes Radionuklid (medizinischer radioaktiver Stoff) injiziert. Dieses sammelt sich im Gewebe des Knies an, man spricht dann von einer Anreicherung. Besonders stark ist die Anreicherung in Fällen vermehrter lokaler Stoffwechselaktivität.

### Kniepunktion

Bei einer Kniepunktion wird eine sterile Hohlnadel in das Kniegelenk eingebracht. So kann Gelenkflüssigkeit abgesaugt und gewonnen werden. Diese Flüssigkeit wird danach analysiert, um einen besseren Eindruck über Erkrankungen und Verletzungen zu erhalten. Auch zum Nachweis einer Entzündung des Kniegelenkes ist diese Untersuchung sehr gut geeignet. Die Punktion selbst ist ein kleiner Stich, der fast nicht schmerzt. Der Arzt kann die Punktionsstelle vorher auch mit einem Lokalanästhetikum betäuben, wenn der Patient dies wünscht.

# BEHANDLUNGEN (THERAPIEN)

Wenn die Ursache für die Knieprobleme gefunden und die Diagnose gestellt wurde, kann mit einer Therapie begonnen werden.

Das Wichtigste vorweg: Wann immer es möglich und sinnvoll ist, sollte versucht werden, eine Verletzung oder Erkrankung des Kniegelenkes ohne Operation zu behandeln. Ich empfehle eine Operation nur dann, wenn

1. der Nutzen eines solchen Eingriffs das Risiko bei Weitem übersteigt und
2. die Operation ein deutlich besseres Ergebnis erwarten lässt als eine nicht-operative Therapie.

## Nicht-operative Therapien

Die folgenden nicht-operativen Behandlungen haben sich bei vielen Patienten gut bewährt. Sie können, je nach Beschwerden und Ursachen, einzeln oder in Kombination angewendet werden; über Art, Häufigkeit und Dauer der Therapie entscheidet der Arzt in jedem Fall individuell.

### „Early Active Rehab" und Physiotherapie

Viele Probleme, die durch Verletzungen oder Abnützungen des Kniegelenkes verursacht werden, lassen sich ohne Operation behandeln.

Die wichtigsten Punkte sind dabei:

- **Verringerung der Schwellung**
- **Verbesserung der Beweglichkeit**
- **Erhaltung der Muskulatur** um das Kniegelenk

Das gelingt am besten, indem das betroffene Knie nach einer Verletzung nicht ruhiggestellt, sondern gleich gezielt bewegt und die Muskulatur trainiert wird. Das Motto lautet: Bewegen, bewegen, bewegen! Dieses Konzept bezeichne ich als „Early Active Rehab". Dieser Begriff beinhaltet alles, was für Patienten nach Knieverletzungen und -operationen wichtig ist: frühzeitig mit der Therapie beginnen („early“), die Muskulatur aktiv ansteuern („active“) und Übungen zur Verbesserung der Beweglichkeit und Stärkung der Muskulatur durchführen („rehab“). Das bedeutet auch, dass auf lange Ruhigstellung mit Schienen, Orthesen oder gar einem Gipsverband möglichst verzichtet werden sollte. Auch das „passive Durchbewegen“ des Gelenkes, wie zum Beispiel mit einer Motorschiene, ist in der Wirkung fragwürdig und passt nicht in dieses Konzept. Nur durch **aktive Bewegungsübungen** kann ein Rückgang der Muskulatur verhindert werden. Zusätzlich werden durch aktive Bewegungsübungen die wichtigen koordinativen Fähigkeiten erhalten oder rascher wiedererlangt.

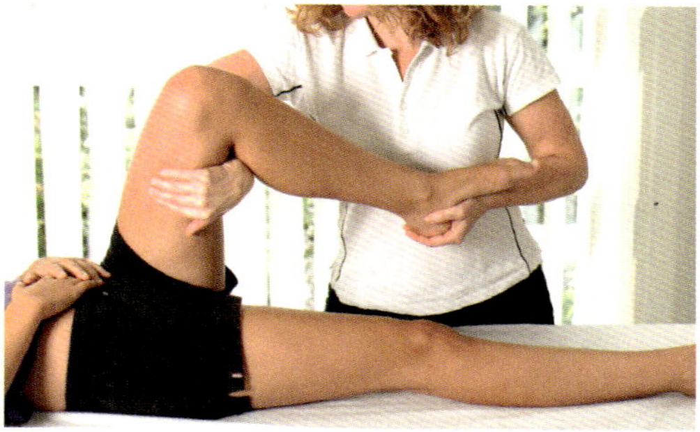

**Nachbehandlung: Physiotherapie**

Einen besonders wichtigen Stellenwert nimmt in diesem Konzept die **Physiotherapie** ein. Dabei werden die Patienten nach Verletzungen oder anderen Schäden des Kniegelenkes an einen spezialisierten Knie-Therapeuten verwiesen. Die wesentlichen Bestandteile der Physiotherapie sind Bewegungsübungen, Muskelkräftigung und Koordinationstraining. Diese Therapien sollen sich gegenseitig ergänzen und Hand in Hand ablaufen.

Meiner Erfahrung nach sollten Ärzte und Patienten auch offen gegenüber anderen, durchaus nicht alltäglichen Therapieverfahren nach Knieverletzungen oder Überlastungen sein. Dazu gehören beispielsweise Osteopathie, Akupunktur, Faszien-Mobilisierung sowie andere **wirksame alternative Methoden.**

### Stoßwellentherapie

Den Stellenwert der Stoßwellentherapie bei Kniebeschwerden möchte ich besonders betonen. Dieses Verfahren hat sich in den letzten Jahren sehr bewährt, es wird mittlerweile häufig und überaus erfolgreich angewendet. Es ist ein nicht-invasives (nicht-operatives) Verfahren, das in der Behandlung von Problemen des Bewegungsapparates bereits enorme Bedeutung hat.

Bei der Stoßwellentherapie macht man sich die mechanischen Eigenschaften von Schallimpulsen, die hydraulisch oder piezo-elektrisch erzeugt werden, zunutze. Dabei werden die Schallwellen auf das geschädigte Gewebe appliziert. Dadurch werden **Reparaturprozesse** im Gewebe ausgelöst, die zu einer Verbesserung der Durchblutung, einer Verminderung von Entzündungsprozessen und einer Abnahme von Schmerzrezeptoren führen. Alles in allem kommt es beim Patienten zu einer deutlichen Schmerzreduktion. Diese Schmerzreduktion ist auch tatsächlich nachweisbar, weil sie oft ein Korrelat bei bildgebenden Untersuchungen (zum Beispiel bei der MRT) hat. Somit kann man ausschließen, dass es sich um eine reine Placebo-Wirkung handelt.

Die Stoßwellentherapie kann vor allem bei folgenden Kniebeschwerden eingesetzt werden:

- Sehnenansatzreizung (Patellaspitzensyndrom)
- Schleimbeutelentzündung (Bursitis)
- Sehnenreizung (Tendinose)
- Knochenmarködem
- Morbus Schlatter
- Morbus Sinding-Larsen
- Reizung der Adduktoren (Muskelgruppe an der Innenseite der Oberschenkel)

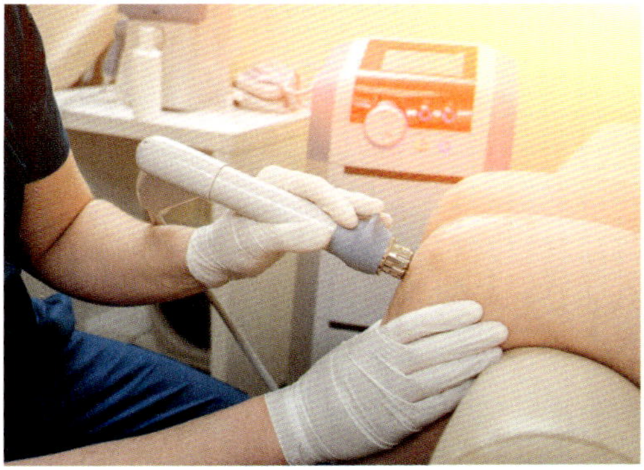

**Stoßwellentherapie bei Kniebeschwerden**

Zusätzlich kann die Stoßwellentherapie auch bei Knorpelschäden und Arthrose angewendet werden, auch hier wurden bei vielen Patienten bereits sehr gute Ergebnisse erzielt.

## Lasertherapie

Mittels Laser und Rotlicht-Tiefenstrahler lassen sich die oberflächlichen Gewebe und die Muskulatur behandeln. Dabei werden auf der Haut und in den angrenzenden Gewebeschichten gezielt Reize gesetzt, sodass es auch in den tieferen Schichten zu einer entspannenden Wirkung kommt. Schmerzen werden deutlich reduziert oder verschwinden sogar ganz. Auch Narben nach Operationen lassen sich sehr gut behandeln.

### Lymphdrainage

Die Lymphdrainage ist eine Sonderform der klassischen Massage. Sie dient vor allem als Entstauungstherapie. Schwellungen können damit effektiv reduziert werden, nach Operationen vermehrte Gewebsflüssigkeit wird abtransportiert. Nur wenn Schwellungszustände des Kniegelenkes vermindert werden, kann der Patient das Knie gut und regelrecht bewegen. Das ist sehr wichtig, um zu verhindern, dass die Muskulatur zurückgeht. Ein Rückgang der Oberschenkelmuskulatur würde nämlich zu einer weiteren Bewegungseinschränkung und eventuell zu einer funktionellen Instabilität führen, was dann wiederum in einem Vermeidungsverhalten und vermehrten Schmerzen resultieren würde. Es ist also ein Teufelskreis, dessen Beginn meist eine Schwellung ist. Dementsprechend ist die Durchbrechung des Teufelskreises am ehesten durch eine **Reduktion der Schwellung** möglich. Sehr bewährt hat sich hier die pulsierende Kältetherapie mit Manschette. Diese gibt es von einigen Anwendern und sie führt zu einer sehr guten und kontrollierbaren Abschwellung des Gewebes.

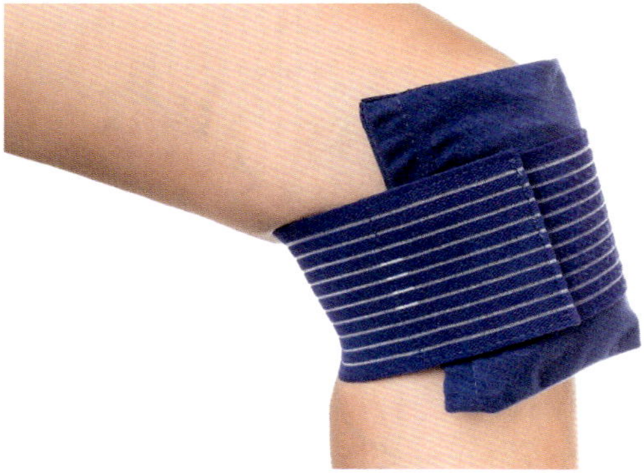

**Kältetherapie mit Manschette**

### Infiltration

Eine Infiltration ist eine Injektion eines Medikaments mit dem Ziel der **Schmerzreduktion.** Bei Schmerzen im Kniegelenk kann man die Infiltrationen entweder *in* oder *um* das Gelenk geben.

Im ersten Fall wird es direkt in die Gelenkhöhle eingespritzt. Diese Art der Behandlung wird durchgeführt, wenn der Schmerz vom Inneren des Gelenkes (Binnenstrukturen) ausgeht. Gut bewährt hat sich dafür eine Kombination aus einem lokalen Schmerzmittel und wenig Kortison. Diese Kombination wirkt entzündungshemmend und schmerzlindernd. Ich selbst wende diese Behandlung jedoch nur in absoluten Ausnahmefällen an. Der Grund dafür ist, dass Kortison die Weichteile im Knie, wie Menisken, Bänder und Restknorpel, schädigen kann. Deshalb beschränke ich den Einsatz auf therapieresistente, hochgradige Arthrosen mit bereits freiliegenden Knorpelflächen. In anderen Fällen verwende ich ausschließlich das örtlich wirkende Schmerzmittel.

Im zweiten Fall wird das lokale Schmerzmittel in den Bereich der Weichteile und freien Nervenendigungen um das Kniegelenk injiziert. Auch das führt bei vielen Patienten zu einer deutlichen Schmerzreduktion.

### Hyaluronsäure-Therapie

Hyaluronsäure ist eine synthetisch hergestellte, zähe Flüssigkeit. Wenn sie in das Knie gespritzt wird, verbessert sie die Schmierfunktion der Schleimhaut. Zusätzlich wirkt die Hyaluronsäure abschwellend und kann lokale und diffuse Reizzustände der Schleimhaut beheben. Dadurch verringern sich Schmerzen, Schwellungen und krachende Geräusche im Kniegelenk.

In den meisten Fällen reicht es nicht aus, einmalig zu injizieren. Eine mehrfache Injektion von Hyaluronsäure wird als Hyaluronsäure-Kur (**Knorpel-Kur**) bezeichnet und lindert die Beschwerden bei vielen Patienten.

Ich empfehle die Hyaluronsäure-Therapie bei jeder Form und jedem Grad von Knorpelschäden zur Schmerzreduktion. Dabei kommt in erster Linie die mehrfache Gabe in Form der Knorpel-Kur zur Anwendung. Auch bei degenerativen Meniskusrissen mit Knorpelschäden erzielt diese Behandlung gute Erfolge. Sinnvoll ist der Einsatz von Hyaluronsäure auch bei arthroskopischen Operationen, wenn bereits Knorpelschäden vorliegen.

### Eigenbluttherapie/plättchenreiches Plasma (platelet rich plasma, PRP)

Diese Behandlung ist ein rein biologisches Verfahren. Dabei wird dem Patienten eine geringe Menge (etwa 5–10 ml) Blut abgenommen. Dieses Blut wird danach zentrifugiert, dadurch erhält man eine Plasma-Fraktion. In dieser befinden sich verschiedene Wachstumsfaktoren, die sich positiv auf die Knorpelregeneration auswirken. In verschiedenen Studien konnte gezeigt werden, dass die Behandlung mit plättchenreichem Plasma der Behandlung mit Hyaluronsäure überlegen ist. Eine sehr gute Indikation zur Behandlung mit PRP ist auch die Überlastung von Sehnen im Kniebereich.

### Stammzelltherapie

Auch die Behandlung mit körpereigenen Stammzellen ist eine rein biologische Therapie, die in den letzten Jahren einen Aufschwung erlebt hat. Die grundlegende Idee besteht darin, dass sogenannte pluripotente mesenchymale Stammzellen aus dem Knochenmark gewonnen werden. Diese werden dann in das Kniegelenk eingebracht und wandeln sich im Milieu des Kniegelenkes in Knorpelgewebe um. Somit können Knorpeldefekte gefüllt und Knorpelabnützungen behandelt werden. Neuerdings gibt es auch die Möglichkeit der Gewinnung von Stammzellen aus Fettgewebe. Zurzeit laufen zahlreiche Studien zu diesem Verfahren, die alle, zumindest bei den meisten Patienten, auf sehr zufriedenstellende Ergebnisse hindeuten. Damit könnten Stammzellen in Zukunft bei der Knorpelregeneration und bei der Behandlung von Arthrose eine größere Rolle spielen.

### Nahrungsergänzung

Die Ernährung spielt für den Knorpelstoffwechsel und auch für die Gewebe der Sehnen und Bänder eine große Rolle. Die meisten Gewebe innerhalb und um das Kniegelenk bestehen aus verschiedenen Kollagentypen. Zur ausreichenden **Bildung von Kollagen** ist eine ausgewogene Ernährung sowie die Zufuhr von Kollagenvorstufen und -bausteinen von entscheidender Bedeutung. Verschiedenen Substanzen (zum Beispiel Chondroitinsulfat, Kollagen, Weihrauch oder Grünlippmuschel-Extrakt) wird eine knorpelregenerierende Wirkung oder eine positive Wirkung auf den Knorpelstoffwechsel zugeschrieben.

### Einlagen und Heilbehelfe

Die Verwendung von speziellen Einlagen kann zu einer gewissen Korrektur der Beinachse führen. Dadurch erreicht man im besten Fall eine

Entlastung der abgenützten Knorpelregionen des Kniegelenkes. Allerdings wird das Fußgewölbe durch die Einlagen beeinflusst, was berücksichtigt werden muss.

Auch das Tragen von **Bandagen** oder speziellen **Orthesen (Schienen)** kann eine gewisse Erleichterung von Knieschmerzen und Kniebeschwerden bringen. Diese werden meist verordnet, wenn eine Instabilität des Kniegelenkes vorliegt.

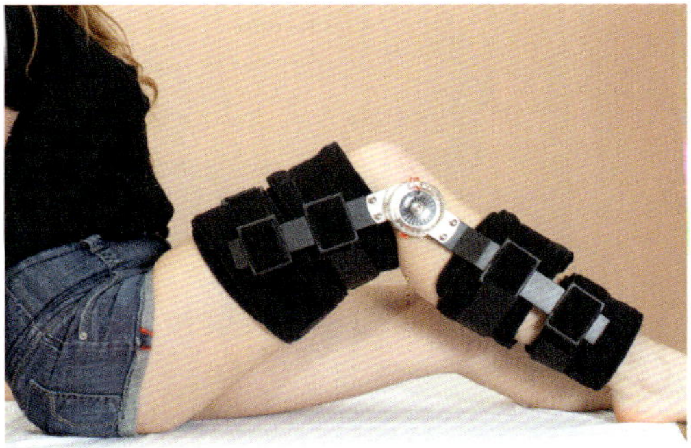

**Schiene als Bandersatz**

### Durchbewegen des Gelenkes

Eine Bewegungseinschränkung des Kniegelenkes kann mehrere Ursachen haben: nach einer Verletzung, bei starker Arthrose, nach Operationen oder durch eine Nerven- oder Muskelschädigung. In jedem Fall wird eine Bewegungseinschränkung als unangenehm und störend empfunden. Deshalb führt sie bei den Betroffenen auch zu einem erhöhten Leidensdruck. In den meisten Fällen ist es möglich, die Beweglichkeit des Kniegelenkes im Rahmen eines sogenannten **„Redressements“** zu verbessern. Dabei wird das bewegungseingeschränkte Kniegelenk in Narkose durchbewegt und die Verklebungen und/oder muskulären Verkürzungen werden verbessert oder behoben.

## Operative Therapien

Wie bereits erwähnt, gilt es prinzipiell immer, eine Operation zu vermeiden, wenn gleiche oder bessere Ergebnisse mit nicht-operativen Verfahren zu erwarten sind. Ich persönlich empfehle Patienten eine Operation grundsätzlich nur dann, wenn ich mich in der jeweiligen Situation selber operieren lassen würde.

Prinzipiell muss man bei Operationen am Kniegelenk zwei große Gruppen unterscheiden: gelenkerhaltende Operationen und den Gelenkersatz.

## Gelenkerhaltende Operationen

Wenn am Knie operiert wird, können die meisten Operationen heutzutage schon besonders schonend mittels Arthroskopie oder arthroskopisch assistiert durchgeführt werden, das bedeutet, es sind keine großen Schnitte notwendig.

### Arthroskopie

Die Arthroskopie (Kniespiegelung) ist mittlerweile ein etabliertes Verfahren bei der Behandlung von Kniegelenkverletzungen und -erkrankungen. Dabei wird eine sehr dünne Kamera in das Kniegelenk eingebracht. Im ersten Teil der Operation werden sämtliche Strukturen im Kniegelenk auf Schäden und Verletzungen untersucht. Es ist jedoch nicht nur ein Betrachten der Strukturen möglich. Viel wichtiger ist das Austasten der Strukturen, um so einen Eindruck über die Beschaffenheit der Gewebearten im Kniegelenk zu erhalten. Dementsprechend handelt es sich bei der Arthroskopie um eine dynamische Untersuchung (anders als zum Beispiel beim Röntgen oder bei der MRT; diese Untersuchungen sind nicht dynamisch, sondern statisch). Die Arthroskopie ist somit sämtlichen anderen bildgebenden Untersuchungen bei Weitem überlegen. Im nächsten Teil der Operation, nach erfolgter Diagnostik, ist es möglich, verletzte Strukturen arthroskopisch zu behandeln. Somit ist die Arthroskopie nicht nur Diagnostik, sondern gleichzeitig auch Therapie. Die meisten Störungen des Kniegelenkes können mittlerweile arthroskopisch behoben werden. Besonders die **Behandlung von Meniskusrissen, Knorpelschäden, Schleimhautfalten und blockierenden Hindernissen** innerhalb des Kniegelenkes erfolgt heute rein arthroskopisch. Auch die Behandlung von einfachen bis hin zu komplexen Bänderverletzungen kann arthroskopisch, oder zumindest arthroskopisch assistiert, durchgeführt werden.

Vor der Etablierung arthroskopischer Verfahren operierte man nahezu alle Verletzungen und Erkrankungen des Kniegelenkes über große Schnitte. Die Folge war, dass Patienten nach der Operation meist starke Schmerzen hatten, länger im Krankenhaus bleiben mussten und die Kosten der Behandlung somit auch sehr hoch waren. Die Vorteile des arthroskopischen Verfahrens im Vergleich zu großen Schnitten mit Eröffnung des Kniegelenkes sind vielfältig. Die Arthroskopie ist ein **minimalinvasives Verfahren.** Die Schnitte und damit das Gewebetrauma sind minimal. Die Operationen dauern nicht lange, dementsprechend ist auch die Narkosedauer kurz. Die Patienten können nach der Operation rasch mobilisiert werden. Die Entlassung aus dem Spital ist in vielen Fällen noch am Tag der Operation möglich. In den meisten Fällen dürfen die Patienten unmittelbar nach der Arthroskopie das operierte Bein belasten. Die Physiotherapie kann sofort nach der Operation beginnen. Die Patienten haben meist keine bis wenig Schmerzen und das operierte Knie darf in den meisten Fällen gleich bewegt werden.

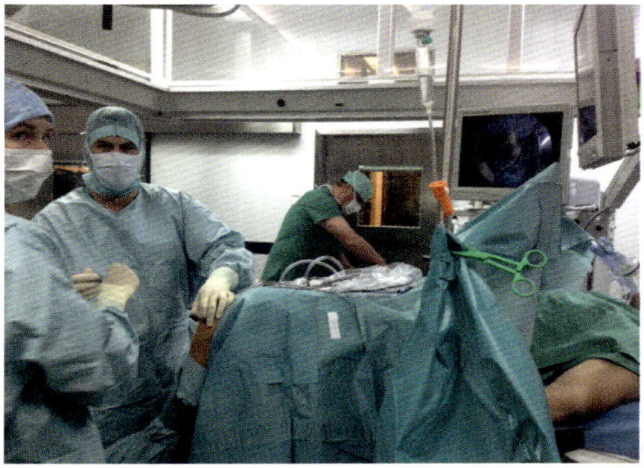

**arthroskopische Behandlung im OP**

*Wie läuft eine Arthroskopie genau ab?*

Da jeder Mensch zwei Kniegelenke hat, muss vor der Operation noch einmal sichergestellt werden, dass die richtige Seite operiert wird. Dafür kann der Arzt die zu operierende Seite mit einem Textmarker anzeichnen. Meist fragt der Arzt den Patienten vor dem Eingriff, ob es noch Fragen oder Unklarheiten gibt, die geklärt werden müssen, und spricht die Vorgehensweise noch einmal in Ruhe mit ihm durch. Auch der Narkosearzt spricht mit dem Patienten und empfiehlt das für ihn am besten geeignete Narkoseverfahren.

Eine einfache Arthroskopie (zum Beispiel zur Behandlung eines Meniskusrisses) dauert etwa zehn Minuten. Unmittelbar vor der Operation wird dem Patienten häufig ein Antibiotikum verabreicht. Damit wird das Risiko für eine Entzündung massiv reduziert. Der Eingriff erfolgt entweder in einer kurzen Narkose oder in Spinalanästhesie („Kreuzstich"). Bei einer Spinalanästhesie wird über die Rückenmarksnerven der entsprechende Körperteil betäubt und der Patient bleibt während der Operation bei Bewusstsein. Meiner Erfahrung nach sollte

**keine Drainage** (Sekretschlauch) verwendet werden. Das reduziert die Schmerzen nach der Operation deutlich und wird vom Patienten als wesentlich angenehmer empfunden.

**Naht eines Meniskusrisses:**

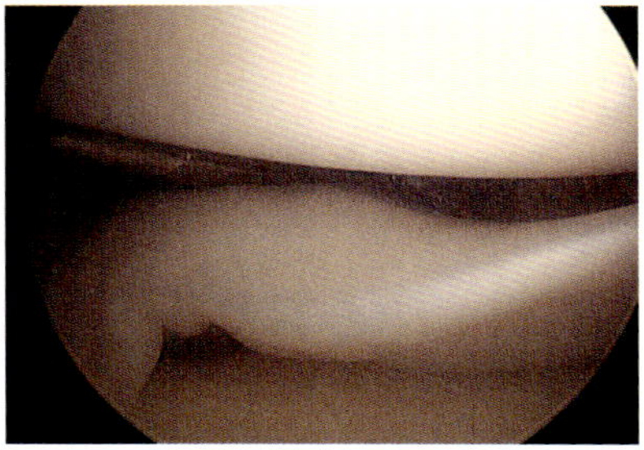

Meniskusriss

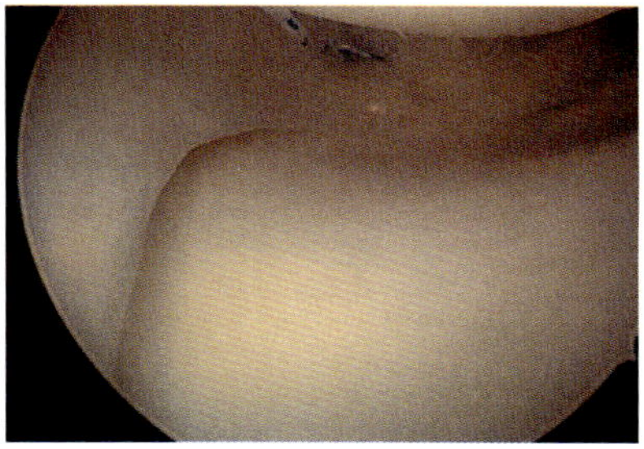

Der Meniskus wird genäht.

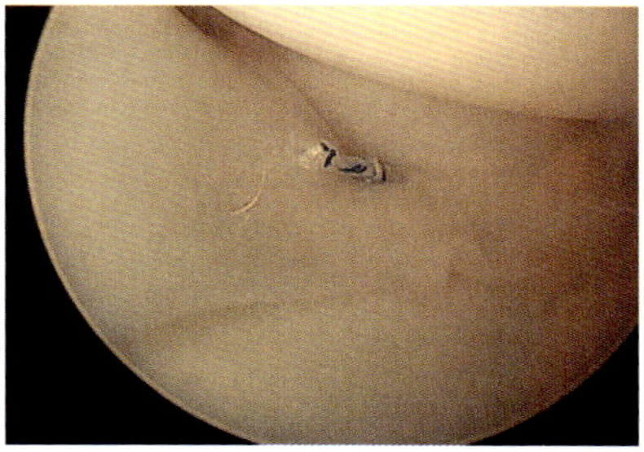

Stabile Meniskusnaht

**Ersatz des vorderen Kreuzbandes:**

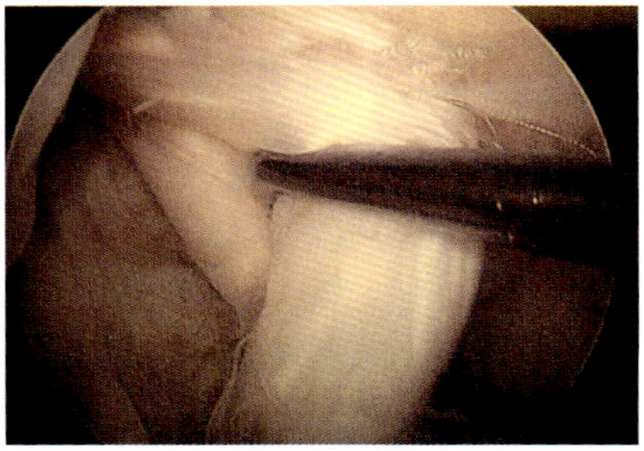

Lockerung des vorderen Kreuzbandes

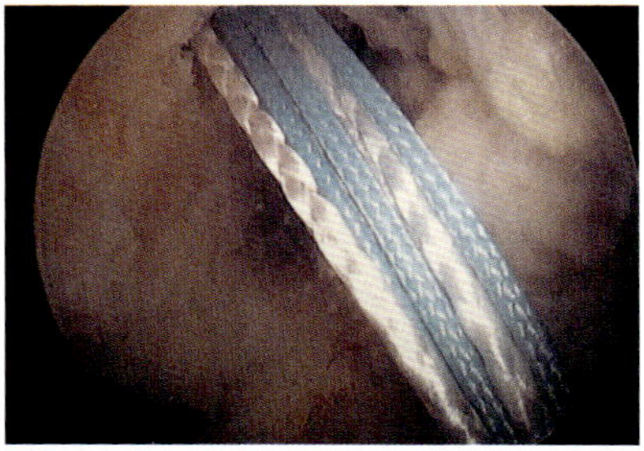

Einziehen des Kreuzband-Transplantates

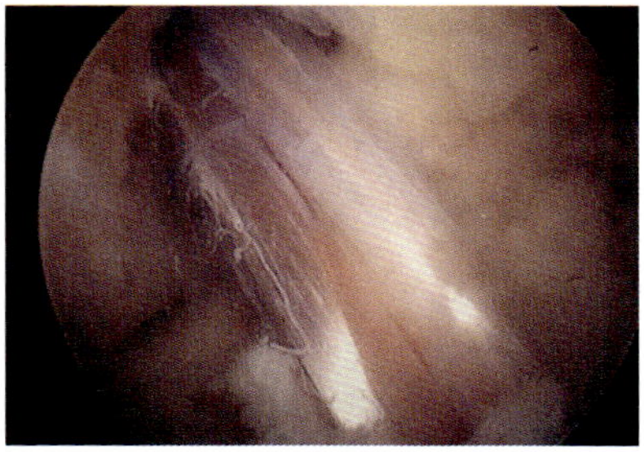

Straffes Kreuzband-Transplantat

Die Entlassung aus der Klinik erfolgt meist bereits am selben oder am nächsten Tag. Die Einschnitte an der Haut sind nur fünf Millimeter lang und mit resorbierbaren (sich von selbst auflösenden) Nähten verschlossen. Die Patienten dürfen unmittelbar nach der Operation aufstehen und das Bein schmerzabhängig belasten. Das operierte Knie darf auch bewegt werden, damit die Muskulatur gleich aktiviert wird. Es empfiehlt sich, gleich nach dem Eingriff einen Eisbeutel auf das operierte Knie zu legen, das hilft die Schwellung gering zu halten. Außerdem ist die Verwendung von zwei Unterarmkrücken sinnvoll, bis die Patienten das Bein schmerzfrei voll belasten können. Mit Duschpflastern können die Betroffenen noch am OP-Tag duschen.

In den folgenden Tagen sollte eine spezielle Form der Lymphdrainage durchgeführt werden (sehr bewährt hat sich die pulsierende Kältetherapie mit Manschette). Zusätzlich ist eine Physiotherapie durch erfahrene Knie-Therapeuten von Vorteil. Die Rückkehr zum Sport ist abhängig von der jeweiligen Verletzung und der Sportart und wird vom behandelnden Arzt individuell mit dem Patienten besprochen. Nach der Operation sollten mehrere Kontrollen erfolgen.

### Bandrekonstruktionen

Die Unversehrtheit der Bänder des Kniegelenkes ist wichtig, damit seine Stabilität erhalten bleibt. Bei einer Instabilität des Kniegelenkes kommt es sekundär zur Schädigung der Menisken und auch des Gelenkknorpels. Liegt eine Bänderverletzung vor, sollte diese deshalb **konsequent behandelt** werden. Behandeln heißt aber nicht immer operieren. Viele Bänderverletzungen heilen ohne jegliche Operation so aus, dass die Stabilität des Kniegelenkes wieder einwandfrei gegeben ist. In manchen Fällen ist jedoch eine Operation erforderlich, um ein oder mehrere gerissene Bänder zu rekonstruieren. Dabei gibt es prinzipiell zwei Möglichkeiten: Das gerissene Band kann genäht und somit erhalten werden, oder das gerissene Band kann nicht erhalten werden und muss ersetzt werden. Zum Bandersatz können körpereigene Sehnen oder Spendersehnen verwendet werden. In Ausnahmefällen ist auch die Verwendung von Kunstbändern möglich und sinnvoll (s. Abb. S. 34).

### Knorpelregeneration

Dabei handelt es sich um operative Verfahren, die den Gelenkknorpel erhalten oder wiederherstellen sollen. Die Eingriffe basieren darauf, dass sich ein Regeneratknorpel bilden soll oder dass patienteneigener Knorpel in einen Defekt eingebracht wird. Knorpelregenerative Eingriffe werden heute meist mit Stammzellen aus dem Knochenmark kombiniert. Die einzelnen Eingriffe werden im Kapitel „Knorpelverletzung" (S. 86 ff.) genau erläutert.

### Gelenkerhaltende Beinachsenkorrektur

**Abweichungen der normalen Beinachse** (umgangssprachlich X- oder O-Beine genannt) können zu einer Überbelastung oder Mehrbelastung der Knorpelflächen des Kniegelenkes führen. Ist eine Abweichung der Beinachse die Ursache für einen Knie-Knorpelschaden, kann diese korrigiert werden. Dazu führt man eine sogenannte **Osteotomie** durch. Die abnorme Beinachse wird ausgemessen und mit der normalen Beinachse abgeglichen. Dann erfolgen an zuvor definierten Stellen Knochenschnitte am Schienbein oder am Oberschenkelknochen, um die Beinachse zu korrigieren. Anschließend wird der gerade gerichtete Knochen verplattet und verheilt in dieser korrigierten Position.

### Korrektur einer instabilen Kniescheibe

Eine **Verrenkung der Kniescheibe** kann mehrere Ursachen haben. Diese werden – ebenso wie die Therapie – im Kapitel „Kniescheibenverrenkung" (S. 80 ff.) noch genauer beschrieben. Eine operative Korrektur der instabilen Kniescheibe kann auf mehrere Arten erfolgen. In den meisten Fällen handelt es sich um die Kombination aus einem Weichteil- und einem Knocheneingriff. Dabei werden die bei der Verrenkung gerissenen und dann vernarbten Bänder rekonstruiert. Zusätzlich erfolgt meist auch eine Korrektur durch die Versetzung eines Knochenstücks am Schienbein. In manchen Fällen muss man auch die Gleitrinne des Oberschenkels vertiefen.

### Denervation

Bei der Denervation handelt es sich um einen minimalinvasiven operativen Eingriff **zur Schmerzreduktion.** Dabei werden die schmerzleitenden Nerven um das Kniegelenk über sehr kleine Schnitte freigelegt und dann verödet. Somit können diese Nervenfasern keinen Schmerz mehr weiterleiten. Die Beweglichkeit des Kniegelenkes wird dabei in keiner Weise gestört und bleibt vollständig erhalten. Die Denervation ist ein sehr eleganter Eingriff bei Patienten mit einer Arthrose, die keine Knieprothese wollen. Auch bei Patienten mit Knieprothese und anhaltenden Schmerzen ist der Eingriff sehr erfolgreich.

## Gelenkersatz

Dabei handelt es sich um ein Verfahren zum Ersatz des Kniegelenkes. Ein künstlicher Gelenkersatz ist beispielsweise notwendig, wenn eine hochgradige Arthrose mit gänzlicher Zerstörung des Gelenkknorpels vorliegt. Man kann entweder Teile des Gelenkes durch ein künstliches ersetzen **(Teil-Prothese)** oder, wenn nötig, auch das ganze Kniegelenk (Knie-**Total-Prothese,** künstliches Knie).

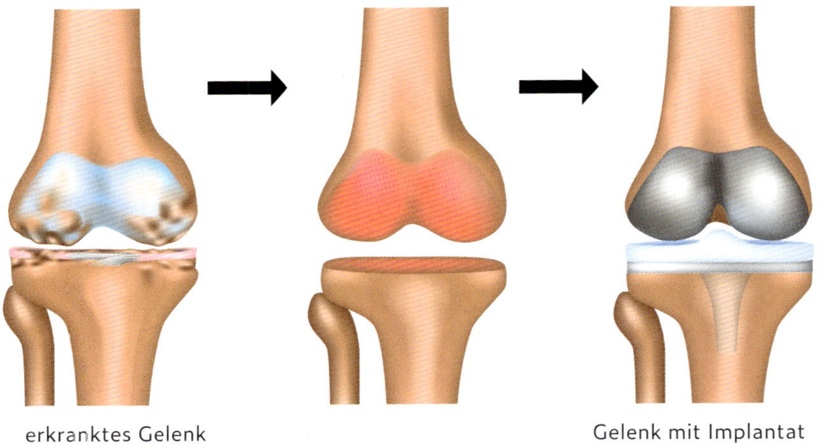


**Knieprothese**

Bei diesem Eingriff werden die abgenützten Knorpelregionen am Oberschenkel und/oder am Schienbein und/oder an der Kniescheibe entfernt und anschließend durch einen speziellen Kunststoff und Metallkomponenten ersetzt. Dabei ist es wichtig, die Stabilität des Kniegelenkes sicherzustellen. Dies gelingt, indem man die natürlichen Bänder des Gelenkes erhält oder indem man eine speziell geführte Prothese verwendet.

Viele Patienten haben Angst vor einem Ersatz des Kniegelenkes. Prinzipiell ist festzuhalten, dass der Kniegelenkersatz mittlerweile ein sehr etabliertes und oft durchgeführtes Verfahren ist. Heutzutage sind die Langzeitresultate nach Implantation einer Knieprothese sehr gut. Die Ausübung von Sportarten wie Tennis oder Laufen ist auch nach Ersatz des Kniegelenkes möglich.

Dennoch stellt der Gelenkersatz verglichen mit der Arthroskopie einen großen Eingriff dar. Deshalb sollte der Arzt immer gut überlegen, ob es nicht auch **alternative Verfahren** der Schmerzreduktion gibt. Der Ersatz des Kniegelenkes sollte immer am Ende eines therapeutischen Stufenplanes stehen und nur zum Einsatz kommen, wenn alle anderen operativen und nicht-operativen Methoden der Schmerzreduktion ausgeschöpft sind.

### Teil-Prothesen

Bei manchen Patienten ist es ausreichend, wenn nur jene Teile des Kniegelenkes ersetzt werden, die eine besonders starke Abnützung aufweisen. Die anderen Teile des Kniegelenkes, die einer geringeren oder gar keiner Abnützung unterworfen sind, können erhalten werden. Mit diesem Verfahren ist es möglich, die Knorpelflächen an der Innenseite, an der Außenseite oder an der Rückseite der Kniescheibe zu ersetzen.

### Künstliches Knie

Liegt eine schwere Knorpelabnützung oder eine großflächige Arthrose des Kniegelenkes vor, haben die meisten Patienten einen sehr hohen Leidensdruck mit starken Schmerzen. In diesen Fällen ist es sinnvoll, alle Oberflächen des Kniegelenkes durch ein künstliches Kniegelenk zu ersetzen. Durch den Eingriff erfahren die Patienten eine deutliche Schmerzreduktion und gewinnen wieder an Lebensqualität.

## Bewegungsverbessernde Eingriffe

Dabei handelt es sich um operative Eingriffe mit einem erklärten Ziel: die Beweglichkeit des Kniegelenkes zu verbessern. Es kann entweder arthroskopisch (minimalinvasiv, kleine Schnitte) oder mit einer offenen Operation vorgegangen werden. Bei diesen bewegungsverbessernden Eingriffen werden mechanische Hindernisse innerhalb des Kniegelenkes entfernt, oder es werden Sehnen, manchmal auch die Muskeln rund um das Kniegelenk verlängert. Bei den mechanischen Hindernissen handelt es sich meistens um Vernarbungen innerhalb des Kniegelenkes, wie sie gelegentlich nach Verletzungen und/oder Operationen auftreten können. Wenn diese entfernt sind, verbessert sich die Beweglichkeit des Kniegelenkes stark. In manchen Fällen ist es auch erforderlich, mechanische Hindernisse in Form von Knochen- oder Knorpelstücken zu entfernen oder eingeklemmte Schleimhautanteile zu reduzieren.

Nach allen bewegungsverbessernden Eingriffen ist es besonders wichtig, das Kniegelenk rasch wieder zu bewegen. Das ist notwendig, um zu verhindern, dass es aufgrund einer muskulären Verkürzung wiederum zu einer Bewegungseinschränkung kommt.

## Nachbehandlung nach einer Operation

Wurde eine Operation im Bereich des Knies durchgeführt, ist eine auf den jeweiligen Patienten abgestimmte Nachbehandlung wichtig. Die Nachbehandlung nach einer Operation hängt generell sehr davon ab, welcher Eingriff durchgeführt wurde und weshalb. Meine Erfahrung ist, dass es fast in jedem Fall sinnvoll ist, **möglichst rasch wieder mit der Bewegung zu beginnen.** Hier trifft der Satz „Wer rastet, der rostet“ voll zu.

Bereits gleich nach der Operation sollen die Patienten das betroffene Knie bewegen. Das hat mehrere Gründe: erstens, weil dann die Muskulatur gleich aktiv angesteuert wird. Dadurch geht wenig bis keine

Muskulatur verloren, die Patienten sind wesentlich schneller wieder in den beruflichen Alltag integriert und können rascher wieder Sport betreiben. Nach einer Arthroskopie (zum Beispiel zur Behandlung eines Meniskusrisses) können die Patienten das Knie oft auch gleich voll belasten. Natürlich muss das im Einzelfall entschieden werden, und das kann der Arzt meist erst während der Operation, wenn sich herausstellt, was genau gemacht wird. Es ist zum Beispiel ein Unterschied, ob der Meniskus genäht wurde oder nicht. Nach einer Meniskusnaht erfolgt die Nachbehandlung immer etwas vorsichtiger und zurückhaltender.

Ganz entscheidend ist meiner Erfahrung nach auch die rasch einsetzende **Lymphdrainage.** Wie bereits erwähnt, eignet sich dafür besonders die pulsierende Kältetherapie mit Manschette. Bereits am ersten oder zweiten Tag nach der Operation kann damit begonnen werden, wobei auch gleichzeitig die Schwellung dokumentiert werden sollte.

Wichtig ist es, dass das Knie regelmäßig und sofort **nach dem Eingriff aktiv bewegt** wird. Ich empfehle, das Knie im Liegen so durchzustrecken, dass die Kniekehle in das Bett gedrückt wird. Zusätzlich soll das Knie auch oft gebeugt werden, sodass die Muskulatur aktiv angesteuert wird. Dazu soll das Bein gleich und oft ausgestreckt von der Unterlage abgehoben werden. Ich persönlich empfehle meinen Patienten diese Übungen 40-mal pro Tag. Wichtig ist es auch, dass die Wunden gut abgeheilt sind, bevor mit der eigentlichen Physiotherapie begonnen wird.

## Back 2 Sports nach der Operation

Ganz grundsätzlich: Es dauert eine Weile, bis sich nach einer Knieoperation wieder alles normal anfühlt.

Die Frage nach der Wiederaufnahme der sportlichen Betätigung kann **nur individuell beantwortet** werden. Sie wird von vielen Parametern beeinflusst. Am wichtigsten ist die Verletzung an sich: Welche Strukturen waren verletzt? Gab es nur eine Verletzung oder mehrere? War der Gelenkknorpel verletzt? Waren die Bänder beeinträchtigt? Wie ist die Schwellung nach der Verletzung? Bestehen anhaltende Schmerzen? Zusätzlich bestimmen auch individuelle, patientenabhängige Faktoren die

Rückkehr zum Sport: Wie gut ist die Muskulatur ausgebildet? Wie ist die Kondition? Wie ist das Schmerzempfinden? Zu guter Letzt bestimmt natürlich auch die Sportart den Zeitpunkt des sportlichen Comebacks. Fahren am Ergometer wird meist früher möglich sein als Fußballspielen. **Ganz generell dauert es meist länger, bis Stop-and-go-Sportarten ausgeübt werden können.** Wesentlich schneller sind Sportarten möglich, die mit runden Bewegungen einhergehen, die, wie bereits beschrieben, für das Knie weniger belastend sind. Dazu gehören beispielsweise sportliche Betätigung am Crosstrainer, Schwimmen, Langlaufen und ähnliche Sportarten.

Generell ist vorauszuschicken, dass Zeitangaben immer Richtlinien sind und keineswegs ganz genau vorausgesagt werden kann, ab wann welche Sportart wieder möglich ist.

Handelte es sich zum Beispiel um eine Arthroskopie aufgrund einer einfachen Meniskusverletzung mit einer Teilentfernung des Meniskus, so kann der Patient nach wenigen Tagen bereits mit dem Ergometerfahren beginnen. Nach etwa zwei Wochen ist es möglich, eine Wanderung zu unternehmen. Lauf- oder Sprungsportarten können nach circa vier Wochen wieder ausgeübt werden. Mit Wettkampf-Sportarten sollte man etwa sechs Wochen zuwarten, bis das Knie komplett abgeschwollen und frei beweglich ist.

Anders verhält es sich nach komplexen Bandverletzungen oder bei Knochenbrüchen. In diesen Fällen ist nach der Operation mit längeren sportlichen Ausfällen zu rechnen. Das bedeutet, dass lockeres Laufen manchmal erst nach zwei bis drei Monaten möglich ist. Mit Stop-and-go-Sportarten und wettkampfmäßigem Sport können Patienten in diesen Fällen erst nach etwa acht Monaten wieder starten.

# SPEZIELLER TEIL

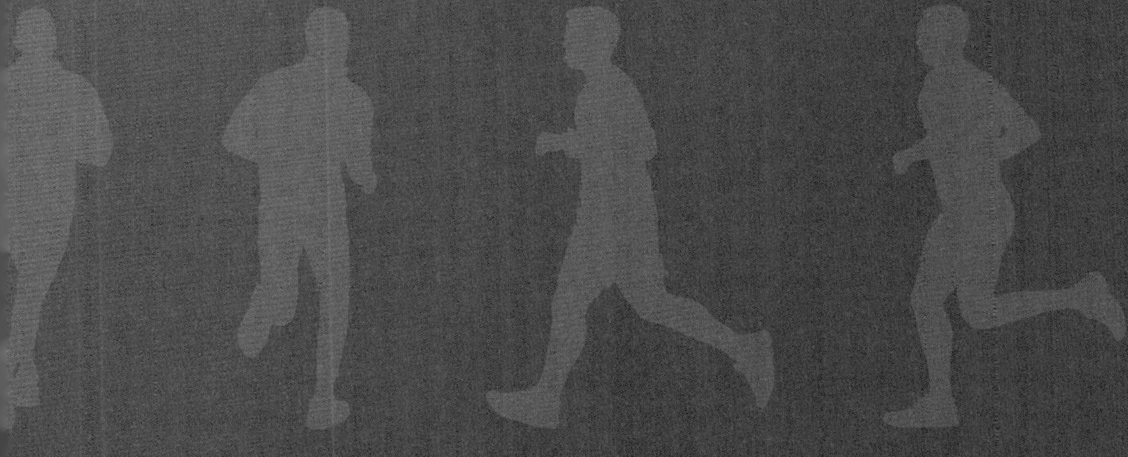

In diesem Teil des vorliegenden Ratgebers werden die häufigsten Symptome bei Kniebeschwerden oder nach Knieverletzungen erläutert, die Patienten zum Arzt führen.

Als Patient mit Knieproblemen befindet man sich heutzutage in einem Dilemma. Man ist in der Regel medizinischer Laie und kennt sich mit Diagnosen und den unterschiedlichen Behandlungsmöglichkeiten nicht gut aus. Zusätzlich ist es heute üblich, über seine Symptome zuallererst im Internet nachzulesen. Dabei kann es vorkommen, dass man nicht nur seriöse Informationen findet, sondern dass einem auch verschiedene unseriöse Therapien vorgeschlagen werden. Darüber hinaus gibt es zahlreiche Ärzte, die sich selbst als Kniespezialisten bezeichnen und ihre Fähigkeiten anpreisen. Daher ist es kein Wunder, wenn man als Patient, der sich eine qualitativ hochwertige individuelle Beratung und Behandlung wünscht, zunächst überfordert ist. Wie kann man den richtigen Spezialisten für sich und seine Kniebeschwerden finden? Welchem Arzt kann man vertrauen? Welche Therapie ist die geeignetste und wie kann man das herausfinden? Fragen über Fragen …

Dieses Kapitel kann Ihnen dabei helfen, **Ihre Symptome bei Kniebeschwerden und nach Verletzungen einzuschätzen** und einen Überblick über mögliche Ursachen und Diagnosen zu gewinnen. Je nachdem, wo Sie welche Beschwerden verspüren (zum Beispiel Schmerzen im Gelenk, Schmerzen seitlich, Schwellungen des Knies, Bewegungseinschränkungen, …), können Sie im entsprechenden Unterkapitel Näheres zu möglichen Ursachen und Erkrankungen nachlesen. Nach den allgemeinen Informationen zu den einzelnen Beschwerdebildern sind die häufigsten möglichen Diagnosen angegeben, zu denen Sie im Kapitel „Verletzungen und Erkrankungen" (S. 56 ff.) noch Genaueres lesen können.

Diese erste Selbstdiagnose ersetzt natürlich keinen Arztbesuch, sondern ist dazu gedacht, erste Informationen über Ihre Knieprobleme zu erhalten.

# ERSTE SELBSTDIAGNOSE ANHAND VON SYMPTOMEN

## Schmerzen außerhalb des Gelenkes

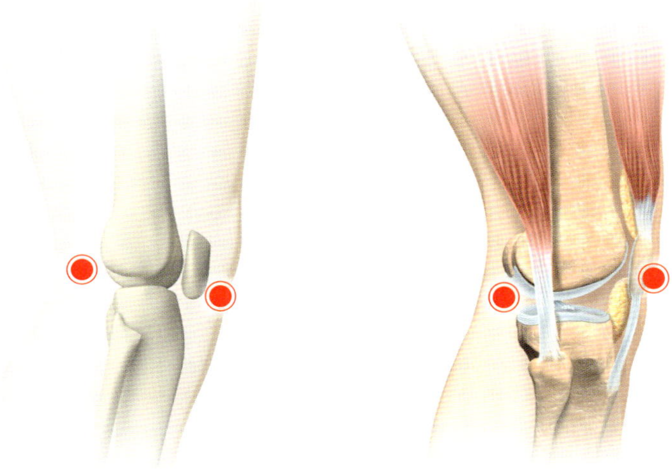

Mit Schmerzen außerhalb des Gelenkes sind Schmerzen gemeint, die außerhalb der Gelenkkapsel auftreten. Dabei handelt es sich meist um **muskuläre Überlastungen** des großen Kniestreckers (Quadrizepsmuskel) oder um **Reizzustände der Sehnen** im vorderen Anteil des Knies (Quadrizepssehne, Patellasehne). Eine akute oder chronische **Entzündung des Schleimbeutels** (Bursitis) über, vor oder unterhalb der Kniescheibe kann zu Schmerzen im vorderen Anteil des Kniegelenkes führen. Im Wachstumsalter (bei Kindern und Jugendlichen) ist es der Morbus Schlatter (auch Morbus Osgood-Schlatter genannt), ein chronischer Reizungszustand am Ansatz der Kniescheibensehne, der häufig zu wiederkehrenden und manchmal sehr hartnäckigen Schmerzen und zu einer Schwellung im Bereich der Schienbeinrauigkeit (an der Vorderseite des Schienbeines) führt. Die exakte Ursache ist nicht bekannt, das Positive ist, dass diese Erkrankung nach Abschluss des Wachstums nicht mehr auftritt. Ähnlich ist das beim sogenannten Morbus Sinding-Larsen. Dabei handelt es sich um eine Schmerzhaftigkeit an der Spitze der Kniescheibe, ebenfalls bei Kindern und Jugendlichen. Während der Morbus Sinding-Larsen nur Kinder und Jugendliche betrifft, können ähnliche Probleme auch bei Erwachsenen auftreten: Bei Menschen, die gerne Sprungsportarten (zum Beispiel Basketball oder Volleyball) ausüben, kann es zu einer Reizung der Kniescheibenspitze kommen. Dies bezeichnet man als Patellaspitzensyndrom oder auch als „jumper's knee".

**Muskelverletzung,** siehe S. 57 ff.
**Sehnenprobleme,** siehe S. 63 ff.
**Schleimbeutelentzündung,** siehe S. 60 ff.
**Morbus Schlatter,** siehe S. 98 ff.

## Schmerzen innerhalb des Gelenkes

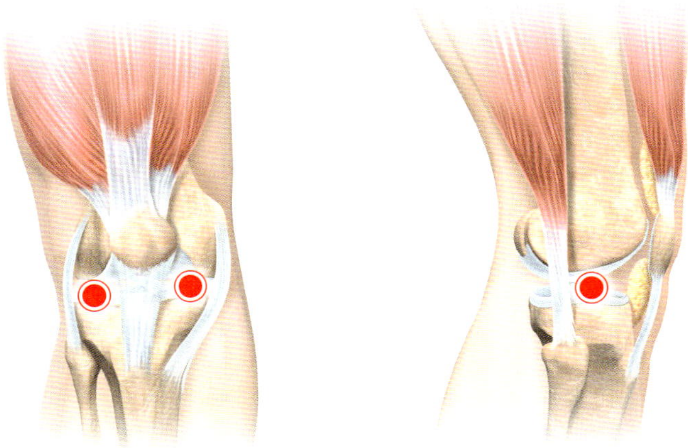

Mit Schmerzen innerhalb des Gelenkes sind Schmerzen gemeint, die den Bereich innerhalb der Gelenkkapsel betreffen. Schmerzen innerhalb des Gelenkes können eher vorne, eher hinten oder seitlich auftreten. In den meisten Fällen handelt es sich bei Schmerzen im vorderen inneren Anteil des Kniegelenkes um eine **Knorpelaufweichung** oder um eine **Aufrauung** des Knorpels an der Rückseite der Kniescheibe (Chondropathia patellae). Auch **Einklemmungen des Hoffa'schen Fettkörpers** (Hoffa-Impingement) oder Einklemmungen **der Gelenkschleimhautfalte** (Plica) können zu Schmerzen im vorderen Anteil des Kniegelenkes führen. Nicht zuletzt sind es manchmal auch **Einrisse** im Vorderhirn des Außenmeniskus oder Ausstülpungen des Meniskusgewebes (Meniskusganglion), die zu schmerzhaften Einklemmungen in den vorderen Anteilen des Kniegelenkes führen können. Selten handelt es sich um Narbengewebe-Anteile, die sich nach Verletzungen oder nach einer Knieoperation gebildet haben und Beschwerden verursachen. In manchen Fällen kann auch ein Knochenmarködem oder ein sogenannter freier Gelenkkörper zu Problemen führen.

**Knorpelverletzung,** siehe S. 86 ff.
**Plica-Syndrom,** siehe S. 83 ff.
**Meniskusriss,** siehe S. 70 ff.
**Knochenmarködem,** siehe S. 66 ff.

## Schmerzen vorne

Schmerzen an der Vorderseite des Kniegelenkes sind sehr häufig und werden unter dem Begriff **„anterior knee pain"** subsumiert. Der vordere Anteil des Kniegelenkes beinhaltet die Muskulatur des Oberschenkels (Quadrizepsmuskel, großer Kniestrecker), die Sehne des großen Kniestreckers, die Kniescheibe (Patella), die Patellasehne und die sogenannte Schienbeinrauigkeit. Zusätzlich gehört zu den Strukturen des vorderen Anteils auch der sogenannte Hoffa'sche Fettkörper direkt unterhalb der und um die Kniescheibe. Auch die vorderen Anteile der Gelenkschleimhaut und die vorderen Anteile des Innen- und Außenmeniskus zählen dazu.

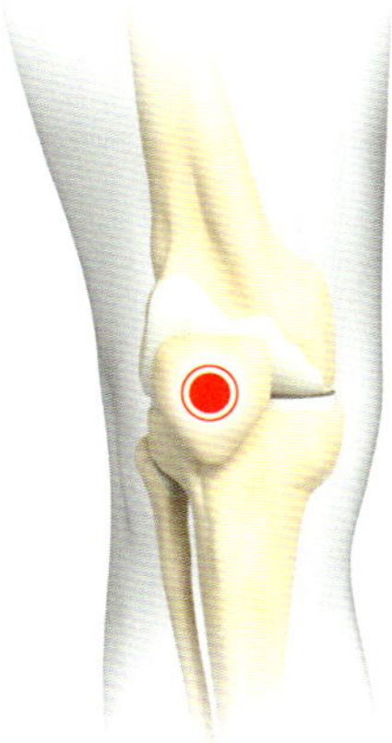

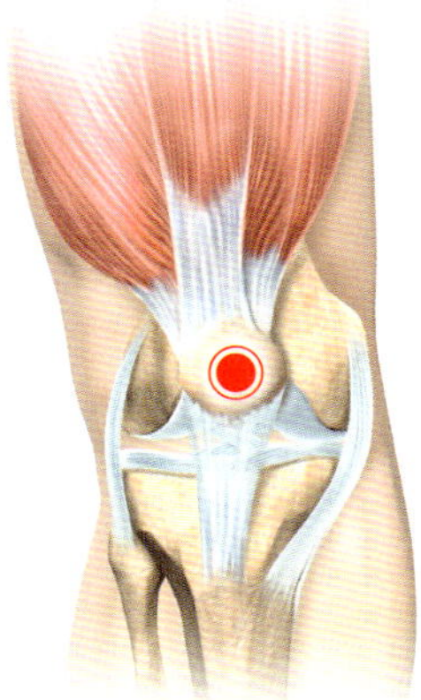

Somit können sowohl **Strukturen rund um das Kniegelenk (außerhalb)** als auch Strukturen **im Kniegelenk selbst** zu Schmerzen im vorderen Anteil des Knies führen. Die Abklärung der Ursache der Beschwerden gelingt am besten mittels Ultraschall, MRT und Röntgen, wobei die Röntgenuntersuchung am wenigsten spezifisch ist.

**Muskelverletzung,** siehe S. 57 ff.
**Sehnenprobleme,** siehe S. 63 ff.
**Meniskusriss,** siehe S. 70 ff.

## Schmerzen hinten

Schmerzen im hinteren Anteil des Kniegelenkes können sowohl das Innere des Gelenkes als auch die äußeren Anteile des Knies betreffen. Die wichtigste Struktur ist die Kniekehle, in die die meisten Schmerzen ausstrahlen. Sind die äußeren Anteile betroffen, handelt es sich meist um **Probleme mit der Muskulatur.** Speziell die Muskulatur der Oberschenkel-Rückseite (Hamstring-Muskeln) ist vor allem bei Sportlern häufig verkürzt und chronisch angespannt. Das allein führt schon zu sogenannten Spasmen und Schmerzen.

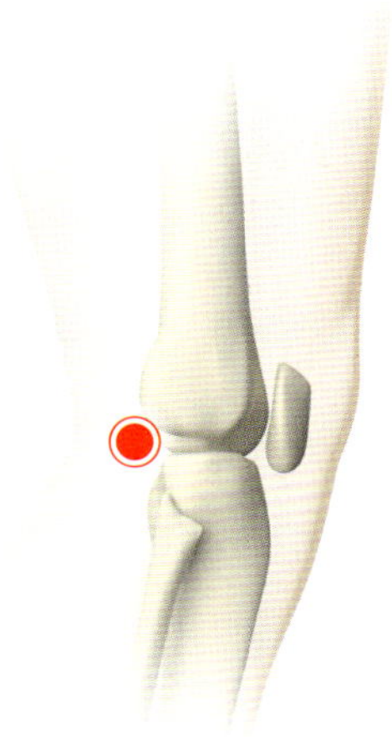

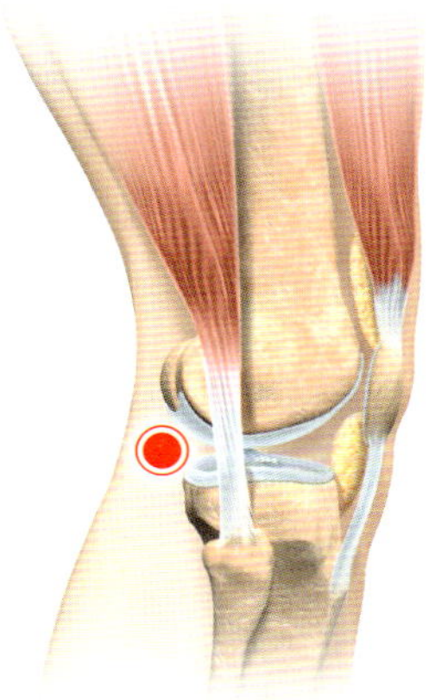

Ein besonders häufig erwähntes Schlagwort ist die sogenannte **Bakerzyste.** Diese liegt an der Rückseite des Kniegelenkes und meist in der Kniekehle. Sie ist sehr oft in der Kniekehle tastbar, manchmal auch sichtbar, und mit Flüssigkeit gefüllt. Die Ursachen für die Bakerzyste sind vielfältig. Die Zyste ist eigentlich eine Folgeerscheinung einer krankhaften Veränderung (zum Beispiel Knorpelschaden) innerhalb des Kniegelenkes.

Eine weitere häufige Ursache für Schmerzen im hinteren Anteil des Gelenkes ist ein **Riss im Meniskus-**Hinterhorn. Sowohl im Innen- als auch im Außenmeniskus ist zumeist der hintere Anteil betroffen, sodass sich dies auch im hinteren Anteil des Kniegelenkes bemerkbar macht. Im Falle einer akuten Verletzung handelt es sich manchmal um eine Rissbildung in der hinteren Gelenkkapsel, die zu Schmerzen führt.

Eine Ultraschall-, MRT- und eine Röntgenuntersuchung sind in den meisten Fällen aufschlussreich.

**Muskelverletzung,** siehe S. 57 ff.
**Bakerzyste,** siehe S. 96 ff.
**Meniskusriss,** siehe S. 70 ff.

## Schmerzen seitlich

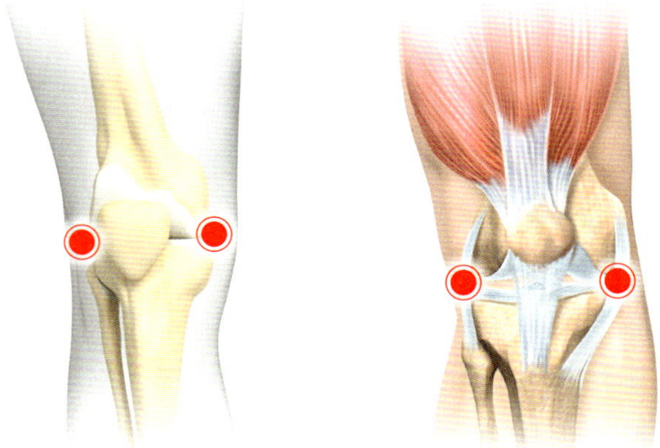

Am häufigsten handelt es sich bei Schmerzen im seitlichen Bereich des Kniegelenkes um **Meniskusrisse** innen oder außen. Dabei klemmen sich einzelne Teile des Meniskus im Gelenkspalt ein und führen so zu einer **Reizung der Gelenkschleimhaut** (Synovitis), die dann schmerzhaft ist. Im Rahmen einer akuten Verletzung ist es meist eine Zerrung oder ein Einriss des Innenbandes, seltener des Außenbandes, die bzw. der Schmerzen bereitet.

Auch eine schmerzhafte **Einklemmung** von Schleimhautfalten (Plica-Syndrom) oder des Hoffa'schen Fettkörpers kann sich seitlich bemerkbar machen.

Schmerzen an der Innenseite des Kniegelenkes können durch eine Verkürzung der inneren Oberschenkelmuskulatur (Adduktoren) ebenso verursacht werden wie durch wie eine Reizung eines Schleimbeutels unterhalb der Adduktoren. Auch an ein schmerzhaftes Knochenmarködem oder an einen Knorpelschaden sollte man immer denken.

Bei Schmerzen an der Innenseite des Kniegelenkes ist eine Abklärung mittels MRT, Ultraschall und Röntgen empfehlenswert.

**Meniskusriss,** siehe S. 70 ff.
**Bänderverletzung,** siehe S. 75 ff.
**Plica-Syndrom,** siehe S. 83 ff.
**Muskelverletzung,** siehe S. 57 ff.
**Schleimbeutelentzündung,** siehe S. 60 ff.
**Knochenmarködem,** siehe S. 66 ff.
**Knorpelverletzung,** siehe S. 86 ff.

## Instabiles Knie

Manchmal ist das Knie instabil und man hat das Gefühl, es gibt nach oder „schwimmt".

Dieses Gefühl der Instabilität des Knies kommt nach einer Knieverletzung häufig vor. Wenn eine objektivierbare Knie-Instabilität festgestellt werden kann, liegt in den meisten Fällen eine **Bandverletzung** vor. Die wichtigsten Bänder des Kniegelenkes liegen innerhalb des Knies: das vordere und das hintere Kreuzband. Sie sind in erster Linie für die Stabilität des Kniegelenkes verantwortlich. Außerhalb oder teilweise außerhalb des Gelenkes liegen das innere und das äußere Seitenband. Deren Verletzung kann ebenfalls zu einer Instabilität des Gelenkes führen. Instabilitäten des Kniegelenkes können aber nicht nur durch eine Bänderverletzung ausgelöst werden.

Auch eine symptomatische **Meniskusverletzung** kann zu einer subjektiven Instabilität des Gelenkes führen, ebenso wie eine Abnahme der Muskulatur nach einer Verletzung oder nach einer Operation. Diese Art der Instabilität (ohne dass Bänder betroffen sind) wird als funktionelle Instabilität bezeichnet.

Eine besondere Form der Instabilität ist die **Instabilität der Kniescheibe:** Eine Verrenkung der Kniescheibe tritt besonders häufig bei Jugendlichen oder jungen Erwachsenen auf, jedoch ohne dass eine echte Verletzung zu bemerken ist. Die Gründe dafür können unterschiedlich sein.

In jedem Fall ist es wichtig, dass Instabilitäten des Kniegelenkes behoben werden. Bleibt das Knie instabil, resultiert dies in frühzeitigen und schweren Schäden der Menisken und des Gelenkknorpels.

**Bänderverletzung,** siehe S. 75 ff.
**Meniskusriss,** siehe S. 70 ff.
**Kniescheibenverrenkung,** siehe S. 80 ff.

## Komische Geräusche (Knacksen, Reiben)

Oft berichten Patienten, dass das Knie hin und wieder komische Geräusche macht oder dass sie ein Knacksen oder Reiben spüren. Prinzipiell ist anzumerken, dass diese Empfindungen meistens harmloser sind, als sie sich anhören oder anfühlen. Knacksende Kniegelenke sind sehr häufig und in den seltensten Fällen ein Hinweis auf ein gröberes Problem. Man kennt bis heute nicht die exakte Ursache für das Knacksen im Kniegelenk. Man nimmt aber an, dass es sich in den meisten Fällen um eine **leichte Einklemmung der Gelenkschleimhaut** oder um **minimale Fehlstellungen** handelt. Diese sind aber, sofern sie nicht mit Schmerzen verbunden sind, ohne Krankheitswert.

In manchen Fällen können knacksende oder reibende Geräusche jedoch auf ernstere Probleme hindeuten. Dies betrifft zum Beispiel das Knacksen oder Reiben im Falle eines **Knorpelschadens,** der dann in erster Linie den Knorpel der Kniescheibe betrifft. Meniskusrisse können ebenfalls mit knacksenden oder reibenden Geräuschen einhergehen und auch schmerzhaft sein. In diesen Fällen besteht Handlungsbedarf, um die Schmerzen zu behandeln und weiteren Schaden zu vermeiden.

Ein **typisches Schnappen** bemerken Patienten, die an einem Plica-Syndrom leiden. Dabei klemmen sich eine oder mehrere Schleimhautfalten im Kniegelenk ein, die manchmal auch den Knorpel schädigen können. Gelegentlich können knacksende Geräusche auch von Muskelsehnen ausgehen, wenn diese über einen Vorsprung schnappen. Auch das ist harmlos und muss nur behandelt werden, wenn Schmerzen auftreten.

**Knorpelverletzung,** siehe S. 86 ff.
**Meniskusriss,** siehe S. 70 ff.
**Plica-Syndrom,** siehe S. 83 ff.

## Geschwollenes Knie

Eine Schwellung ist meist das Resultat einer Volumenzunahme im Gewebe rund um das Knie oder im Kniegelenk selbst. Das vermehrte Volumen ist meist Flüssigkeit, hervorgerufen durch **Verletzungen, Überlastungen oder Entzündungen.**

Eine Schwellung des Knies kann durch eine Schwellung der äußeren Strukturen (außerhalb des Gelenkes) oder durch einen Erguss innerhalb des Gelenkes verursacht werden. Eine Schwellung an den äußeren Strukturen findet sich häufig nach einem Sturz auf das betroffene Knie. Auch eine Schleimbeutelreizung kann mit einer Schwellung verbunden sein. Eine Schwellung des Hoffa'schen Fettkörpers tritt häufig nach Operationen auf. Auch wenn eine Entzündung oder Reizung der Sehnen des Oberschenkelstreckers oder der Patellasehne vorliegt, kann es zu einer Schwellung kommen. Der sogenannte Morbus Schlatter kann eine Schwellung der Schienbeinrauigkeit verursachen. Eine der häufigsten Ursachen für eine Schwellung in der Kniekehle ist die sogenannte Bakerzyste.

Ein angeschwollenes Knie führt eigentlich immer zu einer Bewegungseinschränkung. Die Betroffenen berichten, dass sie das Knie nicht mehr vollständig strecken oder beugen können und somit in der Beweglichkeit eingeschränkt sind. Jede Schwellung des Kniegelenkes muss abgeklärt werden, um sicherzustellen, dass keine wichtigen Strukturen verletzt sind. Nicht jede Schwellung muss harmlos sein, auch gefährliche Entzündungen innerhalb des Kniegelenkes können die Ursache dafür sein. Liegt eine solche Entzündung vor, ist Feuer am Dach und diese muss sofort behandelt werden.

**Schleimbeutelentzündung,** siehe S. 60 ff.
**Sehnenprobleme,** siehe S. 63 ff.
**Morbus Schlatter,** siehe S. 98 ff.
**Bakerzyste,** siehe S. 96 ff.

## Heißes Knie

Eine Überwärmung des Kniegelenkes ist am häufigsten im Rahmen einer **Entzündung** zu spüren. Diese betrifft oft den Schleimbeutel vor oder unterhalb der Kniescheibe. Es zeigt sich in diesem Fall eine Rötung, die überwärmt, manchmal auch richtig heiß ist. In den meisten Fällen glänzt die Haut und ist prall gespannt. Ein heißes Knie kann aber auch ein Hinweis auf eine **Reizung** oder eine Entzündung innerhalb des Kniegelenkes sein. Reizungen sind manchmal nach Verletzungen oder Operationen ganz normal und können sich durch Überwärmung bemerkbar machen. Auch ein Entzündungsschub bei Rheumaerkrankungen oder im Rahmen einer Gicht kann eine solche Überwärmung erzeugen. Eine Entzündung des Kniegelenkes durch Bakterien oder andere Erreger ist besonders gefürchtet, da diese zu schweren Knorpelschäden führen kann. Eine Erwärmung des Kniegelenkes ist dabei häufig ein frühes Symptom und muss dementsprechend immer ordentlich und rasch abgeklärt werden, um die Ursache für die Entzündung zu finden. Nur dann kann eine gezielte Therapie eingeleitet werden.

**Schleimbeutelentzündung,** siehe S. 60 ff.
**Seltene Erkrankungen,** siehe S. 100 ff.

## Bewegungseinschränkung des Knies

Normalerweise ist das Kniegelenk sehr beweglich, vor allem Beugen und Strecken sind in hohem Ausmaß möglich. Somit verwundert es auch kaum, dass schon minimale Einschränkungen der Beweglichkeit auffallen und subjektiv als störend empfunden werden. Dabei ist besonders ein **Streckdefizit** für die betroffenen Patienten ein Problem. Vor allem beim Gehen ist es notwendig, dass die normale Streckung erreicht wird. Nur so ist ein flüssiges und normales Gangbild möglich. Eine Bewegungseinschränkung des Kniegelenkes ist auch deshalb problematisch, weil sie dazu führt, dass sich die Muskulatur rund um das Kniegelenk zurückbildet. Dies führt zu einer funktionellen Instabilität des Gelenkes und wiederum zu einer Zunahme der Bewegungseinschränkung. Es handelt sich also um einen **Teufelskreis,** den es zu **durchbrechen** gilt.

Bewegungseinschränkungen des Kniegelenkes können sehr viele Ursachen haben. Am häufigsten ist es der Schmerz nach einer Verletzung oder einer Entzündung, der zu einer eingeschränkten Beweglichkeit führt. Aber auch nach einer Operation ist es normal, dass das Knie nicht gleich voll beweglich ist. Gründe dafür sind in erster Linie Schwellungen der Gelenkschleimhaut und der darüberliegenden Weichteile sowie vorgegebene Einschränkungen durch eine Orthese oder Schiene, die nach der Operation angelegt wurde. Manchmal entstehen Bewegungseinschränkungen auch durch ein mechanisches Hindernis im Knie. Ist zum Beispiel ein Knorpelstück abgebrochen, kann sich dieses im Gelenkspalt derart einklemmen, dass weder die normale Streckung noch die normale Beugung erreicht werden kann. Das gleiche Phänomen gibt es auch bei Meniskusrissen, wenn sich Teile des gerissenen Meniskus einklemmen. In diesen Fällen ist es besonders wichtig, nach der Behebung des Problems (meist arthroskopisch) gleich eine Physiotherapie anzuschließen, um die normale Beweglichkeit des Kniegelenkes wiederherzustellen.

Eine seltene Ursache für Bewegungseinschränkungen des Kniegelenkes sind Lähmungen der Muskulatur oder therapeutisch absichtlich hergestellte Versteifungen des Gelenkes, wie sie manchmal bei bestimmten Erkrankungen notwendig sind.

**Knorpelverletzung,** siehe S. 86 ff.
**Meniskusriss,** siehe S. 70 ff.

# VERLETZUNGEN UND ERKRANKUNGEN

In diesem Kapitel werden die wichtigsten und häufigsten Verletzungen und Erkrankungen rund um das Kniegelenk behandelt.

Diese werden in Ursache, Symptome, Diagnose, Behandlung und Prophylaxe einer weiteren Verletzung gegliedert. Außerdem wird beschrieben, wann nach der jeweiligen Erkrankung, Verletzung oder auch Operation wieder Sport betrieben werden kann („Back 2 Sports").

Die einzelnen Erkrankungen und Verletzungen sind **nach der Häufigkeit** ihres Vorkommens **gereiht.** Es gibt auch einige Erkrankungen des Kniegelenkes, die sehr selten vorkommen, diese sind im Kapitel „Seltene Erkrankungen" (S. 100 ff.) zusammengefasst.

Für mich persönlich gibt es nur einen Weg, um meine Patienten während eines Beratungsgespräches nach bestem Wissen und Gewissen über ihre Möglichkeiten zur Diagnose und Therapie aufzuklären: Ich stelle mir vor, ich wäre selbst der Patient, und behandle ihn daher so, wie ich mich selbst oder ein Familienmitglied behandeln würde. Deshalb gibt es in diesem Teil des Ratgebers bei jedem Kapitel eine einzigartige Rubrik: Wie würde sich der Kniespezialist selbst behandeln? Die Empfehlungen zu einer oder mehreren bestimmten Therapien richten sich dabei nach der aktuellen wissenschaftlichen Literatur und Studienlage. Dennoch werden auch Therapieformen erwähnt, die einen ganzheitlichen Ansatz verfolgen und deshalb nicht immer durch harte Fakten untermauert sind. Auch muss ich anmerken, dass die Behandlung von Knieproblemen sehr individuell auf die Ansprüche jedes Patienten abgestimmt werden muss. Deshalb kann der Weg zur Heilung für einen Patienten ein ganz anderer sein als für einen anderen Betroffenen mit demselben Problem.

Letztlich entscheidet aber nur einer über die Wirksamkeit einer bestimmten Therapie: der Patient selbst. Am wichtigsten ist es immer, abzuschätzen, wie hoch die Chance einer Beschwerdereduktion ist, und diese gegen das Risiko einer bestimmten Intervention abzuwägen. Mein persönlicher Ansatz lautet dabei immer, möglichst wenig in die Integrität des Körpers einzugreifen, also nur das zu operieren, was unbedingt notwendig ist. Auch empfehle ich, im Zweifelsfall eine zweite oder sogar dritte Meinung einzuholen.

## Muskelverletzung

Rund um das Kniegelenk gibt es wichtige Muskelregionen am Oberschenkel und Unterschenkel. An der Innenseite des Oberschenkels finden sich die Adduktoren, an der Vorderseite der große Kniestrecker (Quadrizepsmuskel), an der Rückseite der Bizepsmuskel und die sogenannten Hamstring-Muskeln. Am Unterschenkel ist vor allem die Wadenmuskulatur von Verletzungen betroffen, die sich auch an der Rückseite und unterhalb des Kniegelenkes findet.

### Ursache

Muskelverletzungen entstehen in den meisten Fällen beim Sport. Wird eine nicht aufgewärmte und nicht vorgedehnte Muskulatur ruckartig kontrahiert, kann es zu kleinen Rissen der Muskelfasern bis hin zu ausgedehnten Zerreißungen und Abrissen der Muskeln vom Knochen kommen. Besonders gefährdet sind dabei Sportler, die Stop-and-go- oder Sprungsportarten betreiben, wie zum Beispiel Fußball, American Football oder Basketball.

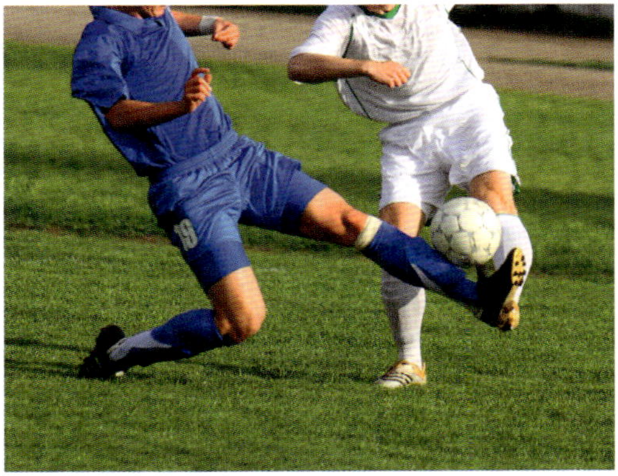

### Symptome

Unmittelbar nach der Verletzung treten **stechende oder ziehende Schmerzen** in der verletzten Region auf. Meist besteht eine mehr oder minder ausgeprägte **Schwellung** und eine deutlich spürbare Verhärtung. Diese entsteht in den meisten Fällen aufgrund einer Einblutung in das Gewebe **(Hämatom).**

Im weiteren Verlauf ist dieses Hämatom auch an der Haut als Blaufärbung zu sehen. Zusätzlich kommt es natürlich zu einer schmerzbedingten Schonhaltung und das Bein kann nicht mehr normal belastet werden. Meist muss deshalb eine Sportpause eingelegt werden.

Besonders gefürchtet ist in diesem Zusammenhang ein sogenanntes **Kompartmentsyndrom.** Dieses kann entstehen, wenn es durch eine besonders starke Schwellung und Einblutung zu einer Kompression der Gefäße und Nerven kommt. Auch kann es durch die starke Schwellung zu einem Absterben von Muskulatur kommen. Dadurch werden Botenstoffe freigesetzt, die den gesamten Körper schädigen können. Das kann sich dann zu einem lebensbedrohenden Zustand entwickeln und muss unbedingt sofort behandelt werden.

### Diagnose

Die meisten Muskelverletzungen können als solche bereits durch den Unfallhergang und die Vorgeschichte (Anamnese) vom Arzt erkannt und diagnostiziert werden.

Anschließend folgt in den meisten Fällen eine Ultraschalluntersuchung. Mit dieser kann der Schweregrad der Muskelschädigung beurteilt werden. Hämatome und Schwellungen können damit ebenfalls sehr gut erfasst werden. In den meisten Fällen ist der Ultraschall ausreichend, um den Schaden und dessen Schweregrad zu erkennen, in einigen Fällen ist es jedoch notwendig, eine MRT-Untersuchung anzuschließen oder gleich durchzuführen. Diese erlaubt es, den Schaden detaillierter darzustellen. Zusätzlich ist die Magnetresonanztomografie besser geeignet, um allfällige Begleitverletzungen des Kniegelenkes zu erfassen und darzustellen.

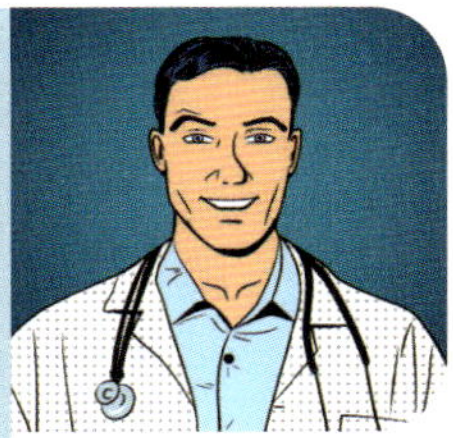

**So würde sich der Kniespezialist selbst behandeln**

In Abhängigkeit von der Schwere der Verletzung würde ich persönlich zuerst die sogenannte **PECH-Regel** anwenden:

**P** – Pause (Sportpause)
**E** – Eis (Kühlen)
**C** – Compression (Kompression)
**H** – Hochlagern

Zusätzlich würde ich ein **Schmerzmittel** zur Abschwellung einnehmen. Zur Entlastung des verletzten Knies würde ich Krücken verwenden. Häufig ist eine Sportpause erforderlich, diese richtet sich nach den Symptomen und dem Schweregrad der Verletzung. In den meisten Fällen beträgt sie sechs Wochen. Ich würde dabei nicht zu früh wieder mit dem Sport beginnen, sonst ist das Risiko für eine erneute Verletzung höher.

Besteht der Verdacht eines Kompartmentsyndroms, würde ich sofort eine Klinik aufsuchen. Dabei ist es wichtig, nicht zu lange zu warten, sondern schnell zu handeln. Zur Behandlung dieses Problems muss die gespannte Haut über dem Muskel gespalten werden. Liegt ein ausgeprägtes Hämatom innerhalb der gerissenen Muskulatur vor, würde ich dieses operativ über einen kleinen Schnitt entfernen lassen.

Ist ein wichtiger Muskel komplett vom Knochen abgerissen, würde ich diesen in einem operativen Eingriff wieder befestigen lassen.

### Prophylaxe einer nochmaligen Muskelverletzung

Auch im Alltag sollte man darauf achten, dass die **Muskulatur stets vorgedehnt** ist. Einige Kniebeugen gleich nach dem Aufstehen helfen dabei. Besonders aber vor der sportlichen Belastung ist es sehr wichtig, dass der Muskel vorgedehnt und aufgewärmt wird. Zusätzlich ist es entscheidend, dass die Verletzung gut auskuriert wird, damit die Muskulatur vollständig heilen kann. Das Risiko für eine nochmalige Verletzung ist deutlich erhöht, wenn das sportliche Comeback zu früh erfolgt. Um den richtigen Zeitpunkt feststellen zu können, sind Ultraschallkontrollen erforderlich.

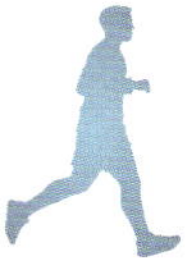

**Back 2 Sports**

Die Rückkehr zum Sport sollte in den meisten Fällen nicht vor sechs Wochen nach der Verletzung erfolgen. Sportarten mit runden Bewegungen (Ergometer, Crosstrainer) sind dabei früher möglich als Stop-and-go-Sportarten. Schnelle Richtungsänderungen sollten erst erfolgen, wenn keinerlei Schmerzen mehr bestehen. Kontaktsportarten wie Fußball oder American Football sind meist nach drei Monaten möglich. Wichtig: Die Verletzung wirklich gut ausheilen lassen, damit Muskelbeschwerden nicht immer wieder auftreten und chronisch werden.

## Schleimbeutelentzündung

Das Kniegelenk ist mit Schleimhaut (Synovia) ausgekleidet und von einer derben Gelenkkapsel umgeben. Es gibt sogenannte Reserveräume im Kniegelenk, die Ausstülpungen der Schleimhaut oder der Gelenkkapsel darstellen. Sie helfen, die großen Bewegungsausmaße des Kniegelenkes zu ermöglichen. In diesen Schleimbeuteln kann es zu Entzündungen kommen, was Schmerzen und Schwellungen verursacht.

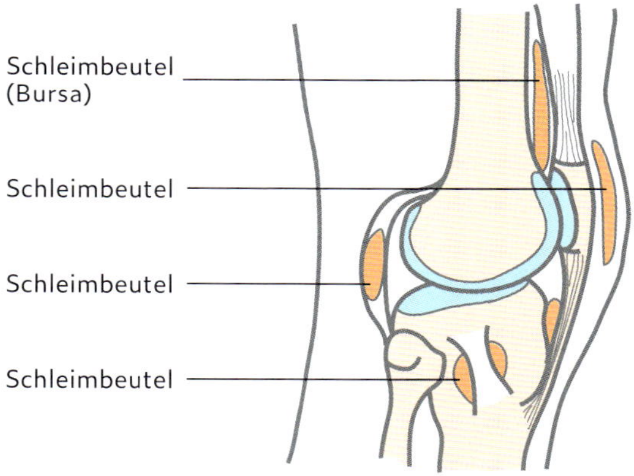

## Ursache

Ein wichtiger Schleimbeutel liegt direkt unterhalb der Kniescheibe. Bei einer Reizung neigt er zur Schwellung und es wird vermehrt Flüssigkeit produziert, die sich innerhalb des Schleimbeutels anlagert. Eine Schleimbeutelentzündung kann akut oder chronisch auftreten.

In den meisten Fällen entsteht diese Entzündung als Folge einer chronischen Reizung des Schleimbeutels vor oder unter der Kniescheibe. Besonders häufig kommt dies bei Personen **in Berufen mit kniender Tätigkeit** (zum Beispiel Fliesenleger) vor. Dabei können von außen über kleine Hautverletzungen Erreger (meist Bakterien) eintreten und sich im Schleimbeutel ansammeln, wo sich dann eine Entzündung mit Eiter bildet. In anderen Fällen werden die Erreger über die Blutbahn (hämatogen) in den Schleimbeutel eingeschwemmt. In einigen Fällen entstehen Schleimbeutelentzündungen auch als Folge eingelagerter Kristalle oder im Rahmen einer Gicht.

## Symptome

Liegt eine akute Schleimbeutelentzündung vor, ist der Schleimbeutel deutlich **geschwollen und schmerzhaft.** Bei Berührung und Druck auf den Schleimbeutel nehmen die Schmerzen zu. Die Haut ist gerötet und stark geschwollen. In manchen Fällen kommt es zu einer Lymphknotenschwellung in der Kniekehle, manchmal auch in der Leistenregion derselben Seite. In einzelnen Fällen kann die Entzündung so stark ausgebildet sein, dass die Patienten auch Fieber haben. Dann wurden bereits Keime in die Blutbahn eingeschwemmt. Das betroffene Bein kann aufgrund der Schmerzen meist nicht mehr normal belastet werden.

Bei einer chronischen Entzündung ist der betroffene Schleimbeutel deutlich geschwollen und füllt sich immer wieder mit Flüssigkeit. Die klassischen Entzündungszeichen **(Schmerzen, Rötung und Überwärmung)** sind bei einer chronischen Entzündung meist nicht so stark entwickelt wie bei einer akuten, die chronische Schwellung ist für die Patienten aber sehr lästig.

### Diagnose

Die Diagnose wird in den allermeisten Fällen bereits im Rahmen der körperlichen Untersuchung gestellt, da die Symptome sehr spezifisch sind. Eine Ultraschalluntersuchung sollte gemacht werden, um das Ausmaß der Entzündung festzustellen. Auch können im Rahmen der Ultraschalluntersuchung mögliche Kristalle innerhalb des Schleimbeutels festgestellt werden, die für die Entzündung verantwortlich sein können. Eine Magnetresonanztomografie kann ebenfalls durchgeführt werden, ist aber selten nötig.

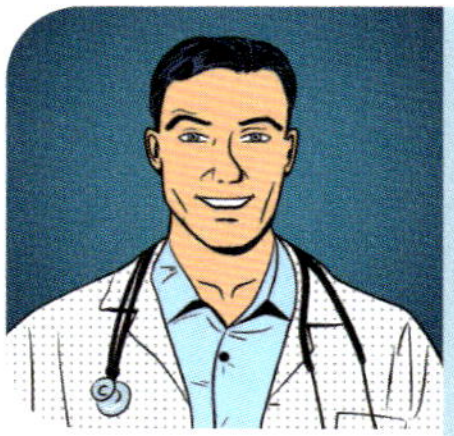

### So würde sich der Kniespezialist selbst behandeln

Bei einer akuten Entzündung, die sich noch im Anfangsstadium befindet, würde ich versuchen, eine Operation zu vermeiden. Ich würde ein **Antibiotikum** einnehmen und eine **lokale Kältebehandlung** anwenden. Zusätzlich würde ich ein Schmerzmittel schlucken, das auch entzündungshemmend wirkt. Ist die akute Entzündung jedoch schon so weit fortgeschritten, dass eine konservative Behandlung nicht erfolgreich ist, würde ich den Eiter und das entzündete Gewebe über einen kleinen Hautschnitt entfernen lassen.

Bei einer chronischen Entzündung würde ich das Knie zwei- oder dreimal punktieren lassen, um die Flüssigkeit zu entfernen. Es kann sein, dass die Schwellung dann weg ist. Kommt sie dennoch wieder, würde ich mir den Schleimbeutel über einen kleinen Hautschnitt operativ entfernen lassen.

### Prophylaxe einer nochmaligen Entzündung

Am besten schützt man den Schleimbeutel bei kniender Tätigkeit mit einem kleinen Polster oder auch mit **Knieschützern,** die aus Kunststoff sind und vor der Kniescheibe angebracht werden. Das Ziel muss es sein, kleine Hautverletzungen als Eintrittspforte für die Keime zu verhindern. Eine Stoffwechselstörung, die zu einer Schleimbeutelentzündung führen kann (zum Beispiel Gicht), sollte medikamentös behandelt werden.

### Back 2 Sports

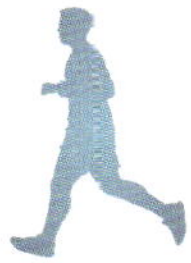

Wann die Ausübung von Sport wieder möglich ist, hängt von den Symptomen ab. Bei einer akuten Schleimbeutelentzündung sollten keine dynamischen Sportarten betrieben werden, um zu verhindern, dass sich die Entzündung über die Blutbahn auf den Körper ausbreitet. Ist die Entzündung abgeheilt, kann gleich wieder mit dem Sport begonnen werden. Das ist meist nach ein bis zwei Wochen der Fall.

Nach einer chronischen Entzündung des Schleimbeutels ist Sport prinzipiell möglich, da eine Keimverschleppung in die Blutbahn nicht erfolgt. Wurde der Schleimbeutel operativ entfernt, kann nach der Nahtentfernung (nach circa zwei Wochen) wieder jeder Sport betrieben werden.

## Sehnenprobleme

Eine Sehne ist ein bindegewebiger Teil eines Muskels und verbindet diesen mit dem Knochen. Im menschlichen Knie gibt es mehrere Sehnen. Oberhalb und unterhalb der Kniescheibe verlaufen an der Vorderseite des Kniegelenks die sogenannten **Kniestreckersehnen.** Sie helfen die volle Kniestreckung zu erreichen und halten die Kniescheibe in ihrer normalen Position. Die Quadrizepssehne (große Kniestreckersehne) setzt an der Oberseite der Kniescheibe an und zieht die Kniescheibe nach oben. Sie ist etwa 4 cm breit und 12 cm lang. Die Patellasehne (Kniescheibensehne) ist die Sehne unterhalb der Kniescheibe. Sie setzt am Schienbein an und ist etwa 8 cm lang und 4 cm breit. Sie bildet die Verlängerung des Kniestreckmuskels (Quadrizeps) an der Vorderseite des Oberschenkels. Beide Sehnen sind im Normalfall relativ straff gespannt und halten dadurch die Kniescheibe in Position.

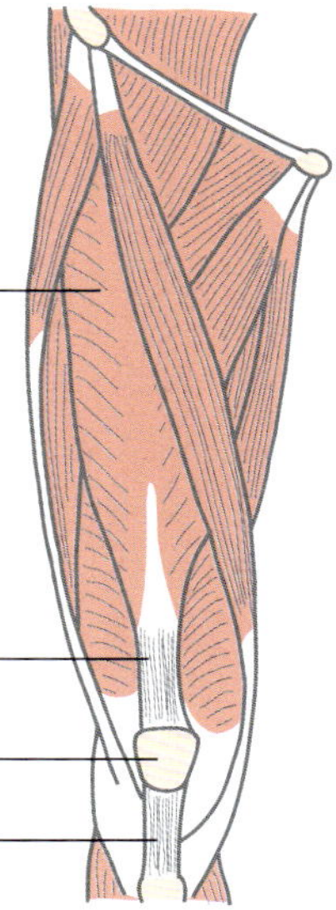


## Ursache

Sehnenprobleme können akut oder chronisch auftreten. Bei akuten Problemen handelt es sich in den meisten Fällen um Verletzungen einer oder mehrerer Sehnen, wie sie bei dynamischen Sportarten nicht selten auftreten. Dabei reicht das Spektrum von leichten Zerrungen bis hin zu kompletten Rissen der jeweiligen Sehne oder zu einem Abriss vom Sehnenansatz am Knochen.

Chronische Probleme sind Überlastungen, die ebenfalls oft durch sportliche Betätigung auftreten. Dabei entsteht die Reizung meist am Übergang von der Sehne zum Knochen (Sehnenansatz-Reizung). Ein Beispiel dafür ist das Patellaspitzensyndrom, bei dem die Patellasehne am Übergang zum Knochen der Kniescheibe schmerzen kann. Auch bei bestimmten Stoffwechselstörungen kann es zu einer Reizung oder zu einer Entzündung einer oder mehrerer Sehnen kommen.

## Symptome

Eine frische Verletzung einer Sehne kann man meist bereits bei der körperlichen Untersuchung feststellen, da die Symptome sehr spezifisch sind. Ist eine Sehne (meist die Patellasehne oder die Quadrizepssehne) komplett gerissen, **tastet** der Arzt einen **Defekt im Sehnenverlauf.** Das Knie kann dann nicht mehr aktiv gestreckt und auch nicht gestreckt gehalten werden.

Eine chronische Reizung zeichnet sich oft durch eine Schwellung der betroffenen Sehne aus, manchmal tastet man sogar ein richtiges Reiben der Sehne.

## Diagnose

Die Verdachtsdiagnose kann bereits im Rahmen der körperlichen Untersuchung gestellt werden. Bei einer akuten Verletzung ergibt sich diese auch durch die spezifischen Symptome. Das Bein kann nicht richtig belastet, das Knie nicht aktiv gestreckt werden. Eine sportliche Aktivität ist nicht möglich. In weiterer Folge sollte eine Ultraschalluntersuchung durchgeführt werden. Dadurch kann das Ausmaß des Schadens beurteilt werden. Auch eine MRT-Untersuchung ist in den meisten Fällen sinnvoll.

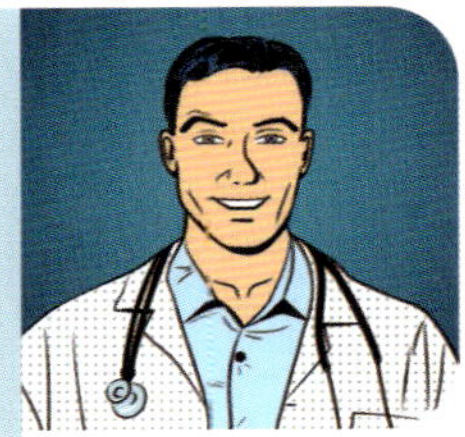

### So würde sich der Kniespezialist selbst behandeln

Im Falle einer akuten Sehnenverletzung würde ich wiederum die **PECH-Regel** anwenden (Pause, Eis, Compression, Hochlagern). Ist eine Sehne komplett gerissen, würde ich sie nähen oder die vom Knochen abgerissene Sehne wieder am Knochen befestigen lassen.

Im Falle einer chronischen Überlastung einer oder mehrerer Sehnen würde ich diese mittels **Stoßwellentherapie** behandeln lassen. Zusätzlich würde ich auch eine Therapie mit plättchenreichem Plasma andenken.

Falls die Beschwerden damit nicht weggehen, würde ich das gereizte und entzündlich veränderte Gewebe operativ entfernen und das gesunde Gewebe „anfrischen" lassen. Dabei werden im Gewebe gezielte Mikroverletzungen gesetzt, Blut gelangt in das entzündete Gewebe. Im frischen Blut befinden sich Gerinnungsfaktoren und es bildet sich anstatt des entzündeten Gewebes ein nährstoffreiches Blutgerinnsel (Clot), das die Heilung der Sehne einleitet. Diesen Eingriff nennt man **„Combing"**.

**Prophylaxe einer nochmaligen Sehnenverletzung**

Damit eine erneute Sehnenverletzung vermieden wird, ist es wichtig, dass die Muskulatur beim Sport **gut vorgedehnt** ist. Stoffwechselerkrankungen (zum Beispiel Diabetes oder Gicht) sollten gut behandelt sein.

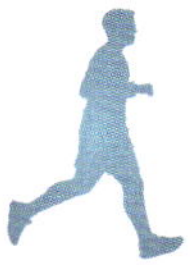

**Back 2 Sports**

Die Rückkehr zum Sport nach einer leichtgradigen akuten Sehnenverletzung dauert zumindest sechs Wochen, nach kompletten Sehnenrissen kann aber auch eine Pause von mehreren Monaten notwendig sein. Die Sehnenheilung kann dabei bis zur vollen Sportrückkehr mittels Ultraschall kontrolliert werden.

Bei einer chronischen Überlastung einer oder mehrerer Sehnen kann es ebenfalls einige Monate dauern, bis sportlich wieder alles möglich ist. Wichtig ist es, die Sehnenreizung komplett ausheilen zu lassen, da die Probleme sonst immer wieder auftreten.

## Knochenmarködem

Als Ödem bezeichnet man eine Flüssigkeitsansammlung im Gewebe. Bei einem Knochenmarködem handelt es sich um Flüssigkeit in einem oder in mehreren Knochen.

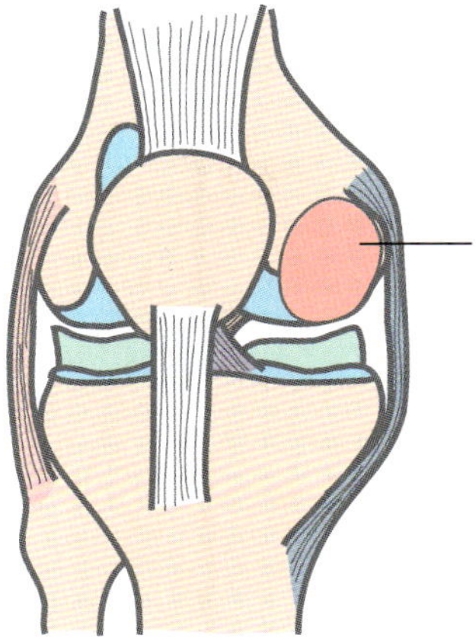


## Ursache

Am häufigsten tritt ein Knochenmarködem im Oberschenkel- und im Schienbeinknochen auf.

Es gibt zwei große Gruppen bei Knochenmarködemen: die traumatischen (durch einen Unfall bedingt) und die nicht-traumatischen (andere Ursache) Ödeme.

*Traumatische Ursache*

Traumatische Knochenmarködeme entstehen meist dann, wenn es im Rahmen eines Unfalles zu einer plötzlichen Verdrehung des Kniegelenkes kommt. Dabei kommt es in den meisten Fällen auch zu einem Kreuzbandriss und zu einem begleitenden Knochenmarködem im Oberschenkel- oder im Schienbeinknochen. Die Ursache dafür ist, dass die Gelenkpartner gegeneinanderprallen.

Auch im Fall einer plötzlichen Stauchung des Kniegelenkes können Knochenmarködeme die Folge sein (zum Beispiel beim Sprung aus größerer Höhe).

*Nicht-traumatische Ursache*

Nicht-traumatische Knochenmarködeme treten oft als Folge einer Knorpelabnützung auf, da es zu einer Überlastungsreaktion des benachbarten Knochens kommt. Auch im Rahmen einer Durchblutungsstörung des Knochens können Knochenmarködeme auftreten.

Eine spezifische Erkrankung, die im Kindes- und Jugendalter vorkommen kann, ist die sogenannte Osteochondrosis dissecans (OD). Das ist eine besondere Form des Knorpelschadens und betrifft meist das Knie- und Sprunggelenk. Dabei lösen sich kleine Knorpelstücke ab, die dann im Gelenk wandern. Das verursacht hartnäckige Schmerzen mit Einklemmungsgefühl und Schwellungen des Gelenkes. Der Grund dafür sind lokale Ernährungsstörungen des Gelenkknorpels, gepaart mit einer Überlastung der betroffenen Areale.

Im Erwachsenenalter gibt es ein ähnliches Krankheitsbild, das als Morbus Ahlbäck bekannt ist. Dabei besteht die Gefahr, dass aufgrund des Knochenmarködems der Gelenkknorpel nicht mehr ausreichend mit Nährstoffen und Durchblutung versorgt wird. Das hat zur Folge, dass sich ein oder mehrere Knorpelteile ablösen können.

### Symptome

Ein Knochenmarködem tut weh. Die **Schmerzen** sind dabei nicht stechend, sondern werden eher als **dumpf** empfunden. Auch wird der Schmerz manchmal durch Beklopfen des Knochens sowie bei anhaltender Belastung (zum Beispiel beim Laufen) verstärkt. Der Schmerz führt dann dazu, dass das betroffene Knie nicht mehr richtig belastet werden kann.

### Diagnose

Bei Verdacht auf ein Knochenmarködem ist die Magnetresonanztomografie das geeignetste Verfahren. Die Knochenmarködem-Bezirke im Knie werden dabei als hell leuchtende Areale dargestellt, die eindeutig erkennbar sind.

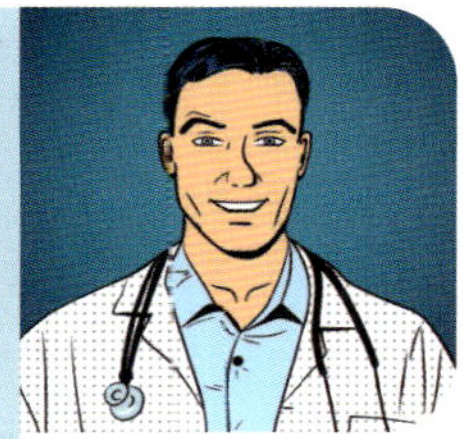

### So würde sich der Kniespezialist selbst behandeln

Am wichtigsten ist es zunächst, die Ursache für das Knochenmarködem zu finden. Erst dann kann man das Ödem gezielt behandeln. Im Anfangsstadium ist die **Entlastung des betroffenen Knies** sehr wichtig. Ein paar Tage Krücken sind meist notwendig, manchmal sogar einige Wochen. Bei starken Schmerzen ist es sinnvoll, ein Schmerzmittel einzunehmen. Man weiß heute aus mehreren guten Studien, dass auch eine **Stoßwellentherapie** nützlich sein kann. Auch die tägliche Gabe einer bestimmten Infusionslösung (Iloprost) über mehrere Tage wurde als wirksam beschrieben.

Besteht die Gefahr, dass es wie bei der Osteochondrosis dissecans oder beim Morbus Ahlbäck zu einer Ablösung eines Knorpelteiles kommt, empfehle ich dem Patienten immer eine sogenannte „retrograde Anbohrung". Dabei wird das unter Druck stehende Knochenmarködem gezielt angebohrt, damit es zu einer Druckentlastung kommt. Diesen minimalinvasiven Eingriff würde ich immer mit einer Arthroskopie kombinieren. Das ist wichtig, um die aktuelle Knorpelsituation beurteilen zu können. Durch die schlagartige **Druckentlastung** lassen die Schmerzen meist sofort nach.

### Prophylaxe eines erneuten Knochenmarködems

Wichtig ist es, Unfälle zu vermeiden, die zu einem traumatischen Knochenmarködem führen können. Ein **Überlastungsödem** kann man **vermeiden,** indem man beim Laufen gut gedämpfte Schuhe trägt. Entscheidend ist natürlich auch der Boden, auf dem man läuft. Ein weicher Boden ist besser als ein Hartbelag.

Auch die Beinachse spielt bei der Entwicklung des Knochenmarködems eine Rolle. Abweichungen der Beinachse **(O- oder X-Beine)** sollten möglichst **korrigiert** werden, entweder operativ oder mithilfe von Einlagen.

Bei Patienten mit Knorpelschäden ist es sinnvoll, regelmäßig Hyaluronsäure zu verabreichen. Diese wirkt wie ein zusätzlicher Dämpfer und hat positive Auswirkungen auf den Knorpel und dann auch auf die Entwicklung eines Knochenmarködems.

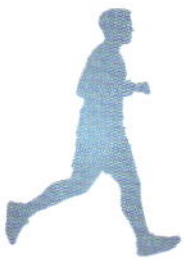

**Back 2 Sports**
Grundsätzlich sollte man mit einem schmerzhaften Knochenmarködem keine Lauf- oder Sprungsportarten betreiben. Leichte und „runde" Bewegungen (zum Beispiel lockeres Ergometerfahren) sollten kein Problem sein und sind auch wichtig, um die Ernährung des Knorpels zu verbessern, nach dem Motto „Wer rastet, der rostet". Die vollständige und uneingeschränkte Rückkehr zu allen Sportarten kann durchaus mehrere Monate dauern und hängt auch von der Ursache des Ödems ab.

## Meniskusriss

Ein Meniskus ist ein scheibenförmiger Knorpel in einem Gelenk, im Kniegelenk ist er halbmondförmig. Wie man aus verschiedenen Untersuchungen weiß, sind intakte Menisken sehr wichtig für den Schutz des angrenzenden Gelenkknorpels. Die beiden Menisken (Innen- und Außenmeniskus) im Kniegelenk agieren als Stoßdämpfer und schützen so den Gelenkknorpel vor zu starken Belastungen.

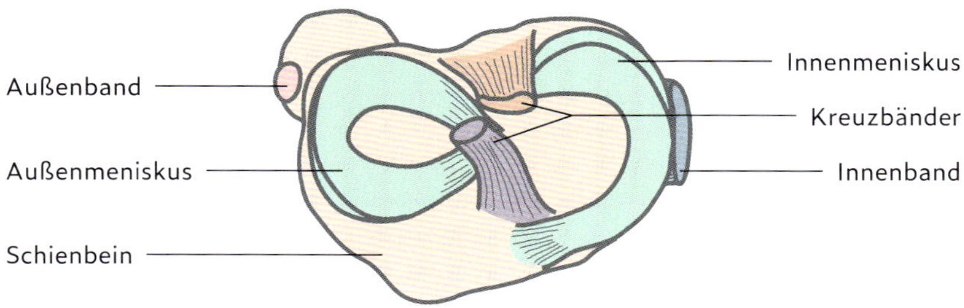

## Ursache

Meniskusrisse sind sehr häufige Verletzungen des Kniegelenkes. Sie können traumatisch (durch einen Unfall bedingt) oder degenerativ sein (durch eine Abnützung und Überlastung des Gewebes verursacht). Meist handelt es sich um eine Mischform: Ein degenerativ veränderter Meniskus ist anfälliger für Verletzungen als ein gesunder.

Grundsätzlich ist festzuhalten, dass das Meniskusgewebe (wie jedes Gewebe im Körper) einem **Alterungsprozess** unterliegt. Es verliert über die Jahre durch Flüssigkeits- und Kollagenverlust an Elastizität und wird brüchiger. Durch eine plötzliche Verdrehung des Gelenkes kann es dann zu einem Einriss des Meniskusgewebes kommen. Die meisten Meniskusrisse entstehen im Rahmen eines erinnerlichen Traumas (zum Beispiel beim Tennisspielen). Manche Patienten können allerdings nicht sagen, wann der Riss passiert ist. Vielfach entsteht ein Meniskusriss auch im Rahmen einer Bänderverletzung des Kniegelenkes. Dabei tritt der Riss entweder im Rahmen der Primärverletzung auf oder entwickelt sich langsam und sekundär bei anhaltender Instabilität des Kniegelenkes.

Es gibt verschiedene Rissformen (zum Beispiel Längsriss, Querriss, Lappenriss). Die Maximalvariante ist der sogenannte Korbhenkelriss. Dieser heißt so, weil sich der abgerissene Meniskusanteil wie ein Korbhenkel in das Kniegelenk vorwölbt.

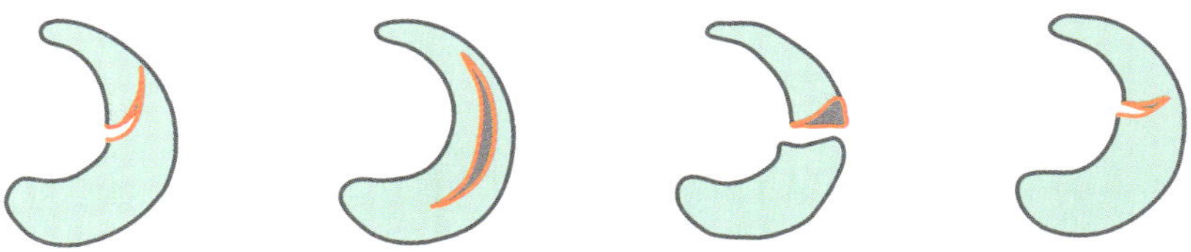

Lappenriss — Längsriss — Querriss — Quer-Einriss

Eine besondere Form der Meniskusverletzung ist die sogenannte „meniskokapsuläre Separation". Dabei löst sich der Meniskus an einer Stelle von der Gelenkkapsel ab und wird dadurch hypermobil, was zu Beschwerden führen kann.

### Symptome

Meistens berichten die Patienten über **stechende Schmerzen,** ein **Brennen** oder einen Schmerz, als ob jemand mit einem Messer in das Knie stechen würde. Anders als beim Knochenmarködem ist der Schmerz also eher stechend als dumpf. Typisch sind Schmerzen beim Stiegensteigen oder beim Bergabgehen. Auch das Aussteigen aus dem Auto wird als schmerzhaft empfunden, ebenso wie andere Drehbewegungen. Typisch ist, dass die Patienten den Schmerzpunkt meist genau über dem Gelenkspalt zeigen können. Die Betroffenen berichten, das Gefühl einer Schwellung zu haben, das Knie fühlt sich bamstig an. In manchen Fällen hört oder spürt man auch ein Reiben oder ein Knacksen. Typisch sind auch Blockaden des Kniegelenkes, die kommen und gehen, also in der Intensität zu- oder abnehmen. Besteht ein Korbhenkelriss, kann das Knie nicht mehr gestreckt werden und die Patienten haben Schmerzen. Auch das Abbiegen ist meist nicht vollständig möglich.

### Diagnose

Meist kann die erste Verdachtsdiagnose bereits im Rahmen der körperlichen Untersuchung gestellt werden. In weiterer Folge kann eine Magnetresonanztomografie gemacht werden, die den Verdacht bestätigen kann. Bei Meniskusrissen ist die MRT sehr sensitiv und spezifisch, die Mehrzahl der Meniskusrisse wird damit auch tatsächlich erkannt. Allerdings gibt es auch Risse, die mittels MRT-Untersuchung nicht nachgewiesen werden können. Wenn der Meniskus gerissen ist, obwohl der Riss am MRT nicht sichtbar ist, sieht man ihn dann im Rahmen einer Arthroskopie und kann ihn auch sogleich im Rahmen der Untersuchung behandeln. Somit ist die Arthroskopie nicht nur ein therapeutisches Verfahren, sondern ist zum Nachweis eines Meniskusrisses auch der MRT-Untersuchung überlegen.

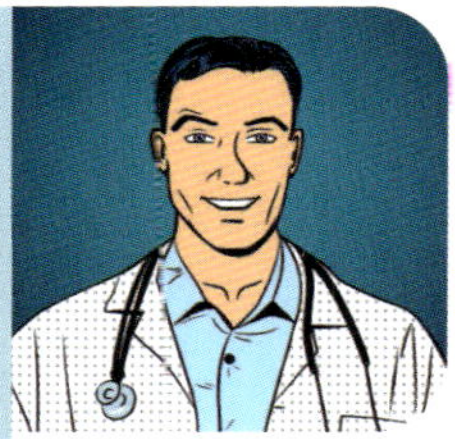

## So würde sich der Kniespezialist selbst behandeln

Ich würde die Behandlung von den Symptomen abhängig machen. Das bedeutet konkret: Verursacht der Meniskusriss Beschwerden und Schmerzen, handelt es sich um einen sogenannten **instabilen Riss.** Das bedeutet, dass Teile des Meniskus abgerissen sind und sich immer wieder im Gelenkspalt einklemmen können. Es bedeutet aber auch, dass diese abgerissenen Anteile im Gelenk und am Knorpel hin- und herrutschen. Dadurch können sie den gesunden Knorpel abreiben und schädigen. In diesem Fall würde ich den Riss **arthroskopisch** behandeln lassen. Dabei gilt: möglichst viel Meniskusgewebe erhalten. Das gelingt am besten mit der Meniskusnaht. Dabei werden die abgerissenen Meniskusanteile wieder fixiert. Ich selbst wende bei dieser Art des Meniskuserhaltes auch spezielle Techniken zur Steigerung der Meniskusdurchblutung an. Dabei kommen körpereigene Wachstumsfaktoren und Stammzellen zum Einsatz, um die Heilung zu beschleunigen.

Eine Alternative ist die Teilentfernung des Meniskus. Dabei werden die ein- und abgerissenen Meniskusanteile sparsam und vorsichtig arthroskopisch entfernt. Auch dabei ist es wichtig, möglichst viel vom Meniskus zu erhalten und zu retten. Die restliche Oberfläche wird dann mit einem sogenannten Shaver (dünnes Gerät, welches gleichzeitig schneidet und absaugt) geglättet und mit einer Hochfrequenz-Elektrode versiegelt.

Hätte ich einen zufällig mittels MRT nachgewiesenen Meniskusriss, der keinerlei Beschwerden bereitet, würde ich mich nicht operieren lassen. In diesem Fall handelt es sich nicht um einen instabilen Riss und die Gefahr für den Gelenkknorpel ist nicht erhöht.

## Prophylaxe eines erneuten Meniskusrisses

Wie bereits erwähnt, wird das Meniskusgewebe durch den normalen Alterungsprozess weniger elastisch und damit brüchiger. Umso wichtiger ist es, bereits früh darauf zu achten, das Meniskusgewebe zu schonen. Die **Beinachse** sollte **möglichst gerade** sein. Eine Abweichung der Beinachse (O- oder X-Beinstellung) sollte ausgeglichen werden. Das gelingt entweder operativ im Rahmen einer sogenannten Umstellungsoperation oder, in leichten Fällen, auch durch Einlagen oder im Rahmen eines Beinachsentrainings. Sehr wichtig ist auch, dass das **Knie bandstabil** ist, also dass keine unbehandelten Verletzungen der Kreuzbänder oder der Seitenbänder vorliegen. Im Falle einer Instabilität kann es nämlich, wie bereits erwähnt, zu sekundären Rissen des Meniskus kommen. Die Belastung des Meniskusgewebes ist besonders bei Lauf- und Sprungsportarten sehr hoch. Dementsprechend ist es wichtig, dass bei diesen Sportarten gut gedämpfte Schuhe getragen werden. Eine gut trainierte Muskulatur ist ebenfalls von großer Bedeutung.

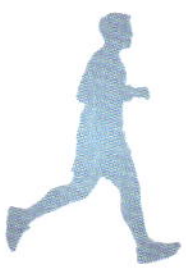

## Back 2 Sports

Was die Rückkehr zum Sport nach einem Meniskusriss betrifft, kommt es darauf an, welche Behandlung durchgeführt wurde, eine Meniskusnaht oder eine Meniskus-Teilentfernung. Nach einer Meniskusnaht dauert es in der Regel länger, bis sportlich wieder alles möglich ist. Ergometerfahren ist nach etwa zwei Monaten möglich, lockeres Laufen nach etwa vier Monaten. Kniebelastende Sportarten (zum Beispiel American Football, Fußball oder Handball) sollten erst nach fünf bis sechs Monaten ausgeübt werden. Der Grund für diese längere Sportpause ist, dass das genähte Meniskusgewebe heilen muss, bevor es durch die Scherkräfte maximal belastet werden kann.

Nach einer Teilentfernung des Meniskus sind die Zeiten bis zur Rückkehr zum Sport deutlich kürzer. Ergometerfahren funktioniert meist bereits am Tag nach der Operation. Mit Lauf- und Sprungsportarten sollte man etwa vier Wochen warten. Nach circa sechs Wochen kann auch meist zu wettkampfmäßigem Sport zurückgekehrt werden.

# Bänderverletzung

Die Bänder des Kniegelenkes sichern seine Stabilität. Am wichtigsten sind die beiden Kreuzbänder (vorderes und hinteres) und die beiden Seitenbänder (inneres und äußeres).

## Ursache

Die Bänder im Kniegelenk sind häufig von Verletzungen betroffen. Dabei kommt es eigentlich immer im Rahmen einer plötzlichen Drehbewegung in Kombination mit einem Einknicken des Kniegelenkes zur Verletzung. Besonders bei Sportarten wie Fußball, Skifahren, Handball und American Football kann es zu schweren Bandverletzungen kommen. Diese können aber auch im Rahmen von Verkehrsunfällen vorkommen.

*Seitenbandverletzung*

Vor allem das innere Seitenband ist sehr häufig von Verletzungen betroffen. Der Schweregrad einer Verletzung reicht dabei von einer leichten Zerrung und Überdehnung bis hin zu schwersten Zerreißungen und Ausrissen des Bandes vom Knochen. Das äußere Seitenband ist seltener von einer Verletzung betroffen.

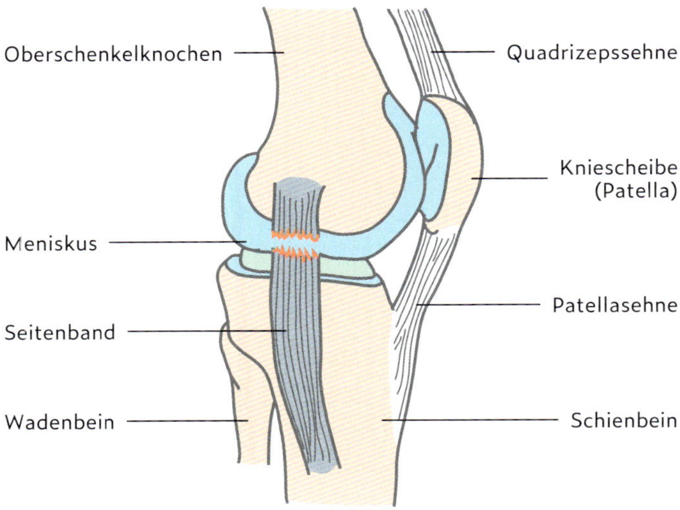

*Kreuzbandverletzung*

Die Verletzung des vorderen Kreuzbandes ist eine der häufigsten und gefürchtetsten Verletzungen bei Athleten. Das hintere Kreuzband ist vergleichsweise dick und sehr reißfest, Verletzungen dieses Bandes sind deshalb sehr selten und setzen hohe Gewalteinwirkung auf das Knie voraus. Meist reißt das vordere Kreuzband.

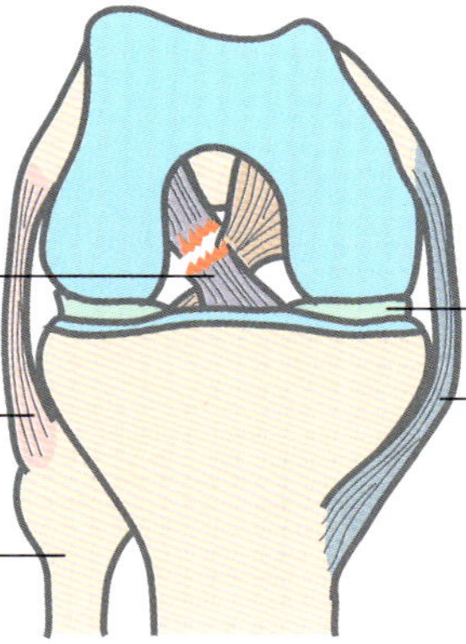


## Symptome

Im Rahmen der Verdreh-Verletzung des Kniegelenkes bestehen meist sofortige Schmerzen, die sich dann aber wieder bessern können. Typisch ist auch eine **Schwellung** des Gelenkes. Dieser sogenannte **Gelenkerguss** entsteht meist aufgrund einer Einblutung in das Gelenk. Beinahe regelmäßig tritt ein Gelenkerguss bei einem Riss des vorderen Kreuzbandes auf. Dabei kann sich die Schwellung aber auch verzögert entwickeln und erst am nächsten Tag ausgeprägt sein. Bei einer leichtgradigen Seitenbandverletzung dominiert der **Schmerz an der Knieinnen- oder -außenseite.** Eine **normale Belastung** des verletzten Knies ist **nur schwer oder gar nicht** möglich. Das Kniegelenk fühlt sich generell instabil an, die Patienten haben das Gefühl, das Knie „schwimmt". Liegen Begleitverletzungen vor, wie zum Beispiel Verletzungen des Meniskus, kommen die entsprechenden spezifischen Beschwerden hinzu.

## Diagnose

Bereits im Rahmen der körperlichen Untersuchung gibt es in den meisten Fällen Hinweise auf die Bandverletzung. Dabei prüft der Arzt vorsichtig die Stabilität des Kniegelenkes. Bei dieser **Stabilitätsprüfung** geht es generell darum, ob eine vermehrte Beweglichkeit zwischen dem Ober- und dem Unterschenkel möglich ist. Bei einer Seitenbandverletzung prüft der Arzt, ob sich das Kniegelenk vermehrt in eine O-Position (Außenbandverletzung) oder eine X-Position (Innenbandverletzung) aufklappen lässt. Bei Verdacht auf eine Kreuzbandverletzung untersucht er die Stabilität des Kniegelenkes, indem er den Unterschenkel gegen den Oberschenkel nach vorne zieht (vorderes Kreuzband) oder nach hinten drückt (hinteres Kreuzband). Die vermehrte Beweglichkeit des Unterschenkels gegenüber dem Oberschenkel kann auch mit einem Röntgen dokumentiert werden. Dies ist besonders bei nicht frischen (chronischen) Bandverletzungen sinnvoll. In jedem Fall sollte eine MRT-Untersuchung erfolgen, um sowohl die Art der Bandverletzung als auch eventuelle Begleitverletzungen nachzuweisen. In Ausnahmefällen ist auch eine Computertomografie notwendig, dies in erster Linie bei Patienten, die schon einmal operiert wurden, weil es dabei um die Beurteilung des Knochens vor einer weiteren Operation geht.

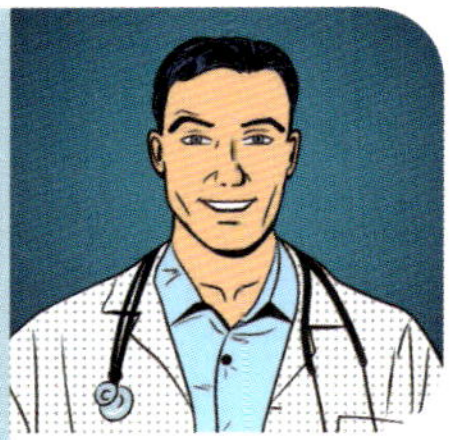

### So würde sich der Kniespezialist selbst behandeln

Prinzipiell möchte ich eines vorausschicken: Nicht jede Bandverletzung des Kniegelenkes muss operiert werden. In vielen Fällen ist eine gute **Physiotherapie** bereits ausreichend. Vor allem die Innenbandverletzung heilt in den meisten Fällen problemlos ohne Operation aus. Prinzipiell würde ich die **PECH-Regel** anwenden (Pause, Eis, Compression, Hochlagern). Bei einer einfachen **Zerrung** würde ich auf eine Bandage oder auf eine Schiene (Brace) verzichten. Eine Schiene würde ich nur verwenden, wenn das Innenband ein- oder komplett durchgerissen ist. Bei einer **massiven Instabilität** (das Knie klappt in eine X-Stellung auf) würde ich mich operieren lassen, und zwar so, dass das gerissene Band entweder direkt genäht oder wieder an der Ausrissstelle befestigt wird. Habe ich einen Riss des Außenbandes und führt dies im Rahmen der Stabilitätsprüfung zu einer O-Stellung, würde ich mich ebenso operieren lassen.

Bei einer **Verletzung des vorderen Kreuzbandes** würde ich folgendermaßen vorgehen: Ich würde es von meiner sportlichen Aktivität und Ambition und von allfälligen Begleitverletzungen abhängig machen, ob ich mich operieren lassen würde oder nicht. Das heißt: Hätte ich auch einen Meniskusriss, würde ich mir gleich alles im Rahmen einer einzigen Operation reparieren lassen. Hätte ich eine isolierte Verletzung des vorderen Kreuzbandes, kommt es auf die Art der Verletzung und auf die Instabilität an, ob ich mich operieren lassen würde oder nicht. Hätte ich eine Stretchverletzung (Zerrung) ohne Instabilität, würde ich mich nicht operieren lassen. Habe ich eine Stretchverletzung und eine Instabilität, muss ich davon ausgehen, dass es sich auch um einen teilweisen Ausriss des Bandes handelt. In diesem Fall würde ich mich arthroskopisch operieren lassen, und zwar von jemandem, der in der Lage ist, das Band wieder zu straffen (Thermo-Shrinking) oder es wieder an der Ausrissstelle zu befestigen. Diese Technik ist sehr elegant und ebenfalls arthroskopisch möglich. Wäre das vordere Kreuzband komplett gerissen, würde ich es auf jeden Fall rekonstruieren lassen. Dabei kann man es auch wiederum an der Ausrissstelle befestigen (Refixation) oder es mit einer Sehne ersetzen. Dazu kann man entweder eine körpereigene Sehne verwenden oder sich der Sehne eines Spenders bedienen. Diese Sehne wird dann anstatt des gerissenen Bandes eingesetzt, um es zu ersetzen.

Anschließend würde ich mich nach dem „Early Active Rehab"-Protokoll behandeln lassen.

Ich würde auf jeden Fall zumindest acht Monate warten, bis ich wieder mit Stop-and-go-Sportarten beginnen würde. Hätte ich einen **Riss des hinteren Kreuzbandes,** würde ich mich nicht gleich operieren lassen, da diese Risse sehr oft konservativ heilen. Ich würde eine spezielle Schiene verwenden, die Tag und Nacht getragen wird.

### Prophylaxe einer erneuten Bandverletzung

Ganz grundsätzlich gilt: Eine **gut trainierte Muskulatur** des Oberschenkels hilft, die Stabilität des Kniegelenkes zu erhöhen, und kann eine Bandverletzung durchaus verhindern. Besonders wichtig ist zusätzlich das Training der koordinativen Fähigkeit, um die Wahrscheinlichkeit einer Bandverletzung zu reduzieren. Dies gelingt schon durch einfaches und nicht zeitintensives Training, zum Beispiel Stehen auf einem Bein oder Wackelbrett-Übungen.

Eine erneute Bandverletzung kann man vermeiden, indem man die erste Verletzung gut ausheilen lässt. Daher ist es wichtig, nicht zu früh mit dem Sport zu beginnen. Außerdem sollten die muskulären und die koordinativen Fähigkeiten geschult werden.

Die wichtigste Prophylaxe nach einer Kreuzbandverletzung ist es, mit Stop-and-go-Sportarten zu warten, bis die Muskulatur wieder so weit trainiert ist, dass sie seitengleich ist, zumindest jedoch acht Monate.

### Back 2 Sports

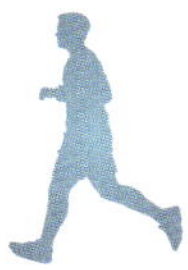

Nach einer einfachen Zerrung des inneren Seitenbandes ist eine Rückkehr zum Sport meist bereits nach vier bis sechs Wochen möglich, abhängig von den Schmerzen. Liegt ein Einriss oder ein kompletter Riss vor oder wurde die Verletzung des Seitenbandes operiert, dauert es drei bis sechs Monate, bis sportlich wieder alles möglich ist. Nach einer Kreuzbandverletzung kommt es darauf an, ob operiert wurde oder nicht. Nach einer konservativ versorgten Kreuzbandverletzung sollte nach einigen Monaten überprüft werden, ob noch eine objektivierbare Instabilität besteht oder nicht. Besteht diese nicht, kann bei annähernd seitengleicher Muskulatur wieder mit dem Sport begonnen werden. Wurde die Verletzung des vorderen Kreuzbandes operiert, sollte man mit einer Rückkehr zur vollen sportlichen Leistung mindestens acht Monate warten. Im Falle einer Kreuzbandoperation mit Transplantation einer Sehne wäre es sinnvoll, vor der uneingeschränkten sportlichen Aktivität eine MRT-Untersuchung zu machen, um festzustellen, ob sich die Sehne bereits in eine bandartige Struktur umgewandelt hat. Nach der Operation ist Ergometerfahren nach etwa zwei Wochen möglich. Lockeres Laufen gelingt meistens nach etwa zwei Monaten. Zwischen dem dritten und achten Monat nach dem Eingriff sollten die Patienten im Rahmen der Physiotherapie langsam wieder an „ihre" Sportart herangeführt werden. Auch die Art der Versorgung von Begleitverletzungen spielt dabei eine Rolle. Wurde bei der Operation zum Beispiel auch ein Meniskusriss genäht, sollte mit dem sportlichen Comeback eventuell sogar etwas länger gewartet werden.

## Kniescheibenverrenkung

Die Kniescheibe ist einer der Gelenkpartner im Knie. Ihre Rückseite ist von einer etwa 5 mm dicken Knorpelschicht überzogen. Die Kniescheibe wird von Bändern zwischen Kniescheibe und Oberschenkel in ihrer Position gehalten und stabilisiert. Zusätzlich ist das Gelenk zwischen Kniescheibe und Oberschenkel so ausgebildet, dass die Kniescheibe gut hineinpasst und eine Verrenkung normalerweise nicht vorkommt.

### Ursache

Eine Kniescheibenverrenkung (Patella-Luxation) kann durch einen Unfall passieren, kann aber auch aufgrund einer angeborenen Formabweichung der Kniescheibe und des Oberschenkels (vor allem X-Bein) vorkommen. Wird die Kniescheibe durch einen Unfall verrenkt, passiert dies meist bei Kontaktsportarten (Fußball, American Football). Dabei reißen auch die Bänder, die die Kniescheibe in Position halten. In manchen Fällen bricht auch ein Knorpelstück ab. Die Kniescheibe verrenkt nahezu immer nach außen und nur sehr selten auf die Innenseite des Kniegelenkes. Die Verrenkung kann auch immer wieder auftreten, was sehr unangenehm ist.

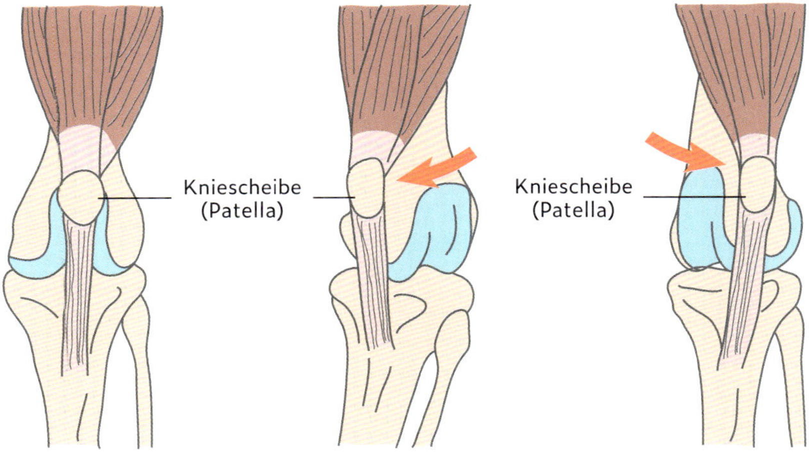


### Symptome

Nach einer Kniescheibenverrenkung zeigt sich meist eine deutliche **Schwellung** des Kniegelenkes mit einem **Kniegelenkerguss.** Die Patienten haben **Schmerzen,** vor allem **an der Innenseite des Knies,** da das innere Halteband der Kniescheibe in den meisten Fällen gerissen ist. Die Kniescheibe ist manchmal nicht mehr in der Mitte des Knies tast- und sichtbar, sondern an der Knieaußenseite. Auch besteht eine deutliche Bewegungseinschränkung des Knies und eine verminderte Belastbarkeit des betroffenen Beins. Tritt die Verrenkung wiederholt auf, sind die Symptome weniger stark ausgeprägt. Dann stört in erster Linie das unangenehme Gefühl der Instabilität der Kniescheibe.

### Diagnose

In den meisten Fällen ergibt sich die Diagnose bereits bei der körperlichen Untersuchung und durch die typische Fehlstellung des betroffenen Gelenkes. Bei einer Verrenkung (oder nach wiederholten Verrenkungen) der Kniescheibe aufgrund einer angeborenen Fehlstellung sind auch eine Röntgenuntersuchung und eine Magnetresonanztomografie erforderlich. Mit diesen Untersuchungen kann man den Grund für die Verrenkung feststellen. Zusätzlich kann man begleitende Verletzungen (Riss der Haltebänder, Knorpelabbruch) feststellen.

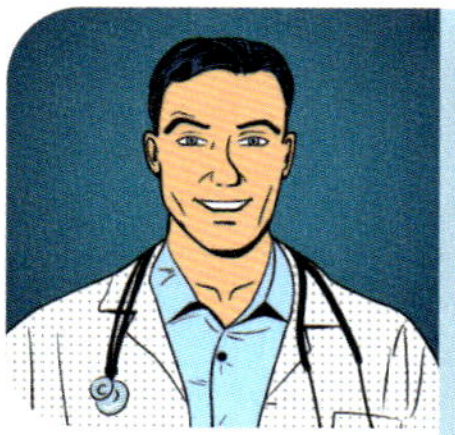

### So würde sich der Kniespezialist selbst behandeln

Ich würde das Ergebnis der Untersuchungen abwarten und die Behandlung danach richten. Ist das Halteband der Kniescheibe gerissen, würde ich mir dieses nähen lassen. Ich würde mir eine **Arthroskopie** machen lassen, um den Gelenkerguss auszuspülen. Ist durch die Verrenkung ein Knorpelstück abgebrochen, würde ich mir dieses operativ entfernen oder wieder befestigen lassen. Damit das Knorpelstück wieder befestigt werden kann, muss der Eingriff möglichst frühzeitig erfolgen.

Nach einer wiederholten Verrenkung der Kniescheibe würde ich je nach Ursache vorgehen: Ein **gerissenes Halteband** würde ich **durch eine körpereigene Sehne** rekonstruieren lassen. Manchmal ist es notwendig, die Kniescheiben-Sehne mit einem anhängenden Knochenstück von außen nach innen zu versetzen, um so einer neuerlichen Verrenkung vorzubeugen. Auch kann es nötig sein, die Furche am Oberschenkel, in welcher die Kniescheibe liegt, zu vertiefen.

### Prophylaxe einer erneuten Kniescheibenverrenkung

Am wichtigsten ist, dass die Ursachen der Verrenkung behoben werden. Dazu gehört die **Korrektur** der Gelenkpartner (Oberschenkel und Kniescheibe), die Korrektur der Beinachse (Ausgleich des X-Beines) und/oder die Korrektur der verletzten Haltebänder. Zusätzlich sollte auch ein **spezielles Muskeltraining** erfolgen, um einer erneuten Verrenkung vorzubeugen. Dabei wird vor allem der Muskel an der Oberschenkel-Innenseite trainiert, um die Verrenkung nach außen zu verhindern. Die koordinativen Fähigkeiten sollten in einer Physiotherapie speziell trainiert werden.

### Back 2 Sports

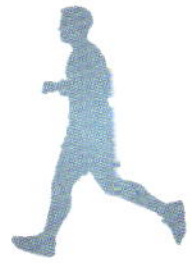

Nach einer Kniescheibenverrenkung kann man nach etwa sechs Wochen wieder mit dem Ergometerfahren beginnen. Lockeres Laufen gelingt nach circa zwei Monaten. Mit stark kniebelastenden Sportarten oder mit Stop-and-go-Sportarten sollte man sechs Monate warten. Wichtig ist, dass beim vollständigen Comeback das Knie frei beweglich und die Muskulatur seitengleich ist.

## Plica-Syndrom

Jedes Kniegelenk ist mit Schleimhaut ausgekleidet. Diese Schleimhaut liegt den inneren Strukturen des Kniegelenkes teilweise an und ist an verschiedenen Stellen unterschiedlich ausgeprägt. An manchen Stellen im Knie ist die Schleimhaut besonders dick, an anderen sehr dünn. Eine Plica ist eigentlich eine anlagebedingte Schleimhautfalte im Knie. Anlagebedingt bedeutet, dass die meisten Menschen eine solche Plica haben.

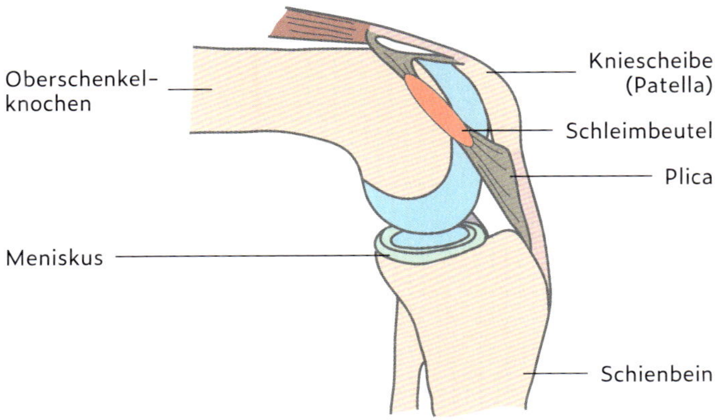

### Ursache

Obwohl diese Schleimhautfalte bei den meisten Menschen vorhanden ist, haben nicht alle Beschwerden damit. Beschwerden bekommen nur jene Menschen, bei denen sich die Plica als Folge einer Überbelastung, durch einen Unfall oder durch andere Faktoren verdickt und dann einklemmen kann.

### Symptome

Eine **verdickte Plica** kann sich segelartig im Knie ausspannen und kann dann zu **Einklemmungssymptomen** führen, die auch Schmerzen verursachen.

Typischerweise bemerken die meisten Patienten auch ein spürbares oder manchmal sogar hörbares Schnappen oder Knacken im Knie. Dieses tritt meist nach längerem Sitzen auf, wenn das Knie beim Aufstehen wieder gestreckt wird. Durch die Einklemmung der Schleimhautfalte kommen in den meisten Fällen auch plötzliche stechende Schmerzen dazu. Wenn eine sehr derbe Plica segelartig ausgebreitet ist und mit dem Gelenkknorpel in Kontakt kommt, kann die Einklemmung auch zu einem Knorpelschaden führen. Dieser kann – je nach Ausprägung der Plica – leichter oder stärker sein. In manchen Fällen kann eine Plica auch einreißen, sodass es zu einer Einblutung in das Gelenk kommt. Dann entsteht auch ein Gelenkerguss.

### Diagnose

Die typische schnappende Plica ist eine klassische klinische Diagnose. Das bedeutet, dass der Arzt bereits im Rahmen der körperlichen Untersuchung draufkommt, was das Problem ist. In weiterer Folge sollte eine MRT-Untersuchung durchgeführt werden. In den meisten Fällen sieht man auf den Bildern die Plica. Sieht man sie nicht, verursacht sie aber die typischen Beschwerden, sollte sie auf jeden Fall behandelt werden.

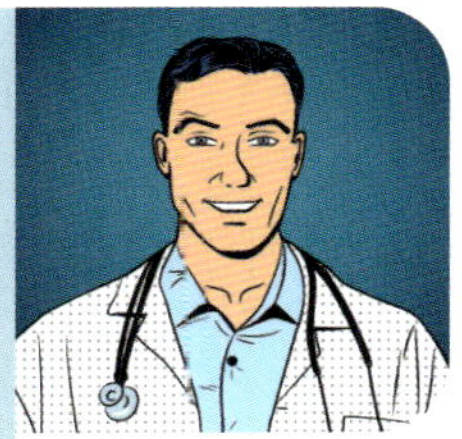

**So würde sich der Kniespezialist selbst behandeln**

Ich würde die Behandlung in diesem Fall von den Beschwerden, die ich habe, abhängig machen. Weiß ich, dass ich eine Plica habe (zum Beispiel zufällig bei einer MRT-Untersuchung entdeckt), verursacht diese aber keine oder nur geringe Beschwerden, würde ich keine Arthroskopie durchführen lassen. Habe ich aufgrund der Plica jedoch **Schmerzen** und kommt es regelmäßig zum Schnappen und/oder zu **wiederholten Einklemmungen,** würde ich mich operieren lassen. Operieren bedeutet, dass die Plica im Rahmen einer **Arthroskopie** entfernt wird. Dies gelingt heute am besten mit einem Elektromesser, dabei sind lediglich kleine Schnitte nötig. Dabei ist es wichtig, dass die Plica gänzlich entfernt und nicht bloß gespalten wird.

### Prophylaxe eines erneuten Plica-Syndroms

Generell kann man sagen, dass man anlagebedingt entweder eine Plica hat oder nicht. Einem Plica-Syndrom kann vorgebeugt werden, indem man verhindert, dass eine bereits vorhandene Plica anschwillt und sich einklemmt. Weiß man, dass zum Beispiel übermäßiges Radfahren dazu führt, sollte man eventuell auf eine andere Sportart umschwenken. In einigen Fällen kommt es dann dazu, dass die Plica wieder abschwillt und die Symptome somit verschwinden oder zumindest besser werden.

Das neuerliche Auftreten eines Plica-Syndroms kann verhindert werden, indem man die Plica arthroskopisch entfernen lässt. Ist die Plica entfernt, ist auch das Plica-Syndrom behoben.

### Back 2 Sports

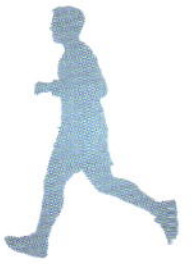

Nach einem Plica-Syndrom und nach einer folgenden arthroskopischen Operation braucht man ein bis zwei Tage zur Regeneration. Krücken sind für diese Zeit zu empfehlen. Danach kann man das operierte Bein normal belasten. Ergometerfahren ist nach etwa drei Tagen möglich, Lauf- und Sprungsportarten nach etwa vier Wochen.

## Knorpelverletzung

Die gelenkbildenden Knochen des Kniegelenkes (Oberschenkel, Schienbein und Kniescheibe) sind von Knorpel überzogen. Der Gelenkknorpel ist eine sehr wichtige Struktur im Kniegelenk. Er besteht vor allem aus Wasser, Hyaluronsäure, kollagenem Bindegewebe und Knorpelzellen. Seine Besonderheit ist seine hohe Druckelastizität: Er ist an manchen Stellen mehrere Millimeter dick und ist für die ungestörte Funktion des Gelenkes sehr wichtig. Erst der intakte Knorpel erlaubt schmerzlose Bewegungen des Kniegelenkes. Probleme mit dem Knorpel des Kniegelenkes kommen sehr häufig vor.

### Ursache

Der Knorpel des Kniegelenkes unterliegt, so wie alle Gewebearten des menschlichen Körpers, einem **Alterungsprozess.** Das bedeutet konkret, dass der Gelenkknorpel Flüssigkeit und Bestandteile verliert. Diese Tatsache macht den alten im Vergleich zum jungen Knorpel anfälliger für Verletzungen und Abnützung. Man kann diesen Alterungsprozess am besten mit dem der menschlichen Haut vergleichen. So wie die Haut im Laufe des Älterwerdens faltig wird, wird auch der Gelenkknorpel brüchiger. Besonders stark wird der Knorpel des Kniegelenkes beansprucht, wenn sowohl axiale (senkrechte) als auch tangentiale (scherende) Kräfte auf ihn einwirken. Zusätzlich ist der Knorpel anfälliger, wenn die Beinachse nicht gerade ist oder wenn die Bänder des Kniegelenkes verletzt sind und das Knie dadurch instabil wird. Ein instabiles Kniegelenk kann nicht mehr den nötigen Halt bieten und führt schnell zu einer schweren Abnützung des Knorpels.

Die Ernährung spielt prinzipiell auch eine Rolle. Eine ausgewogene Ernährung ist wichtig, damit der Knorpelstoffwechsel im Normbereich gehalten wird. Eine einseitige oder übermäßige Ernährung kann zu Störungen des Knorpelstoffwechsels führen, was eine Gelenkabnützung (Arthrose) begünstigen kann.

Der Gelenkknorpel kann **akut oder chronisch geschädigt** werden. Dabei reicht das Spektrum von leichten Knorpelerweichungen bis hin zu kompletten Abbrüchen des Gelenkknorpels vom darunterliegenden Knochen.

Eine **akute** Verletzung des Gelenkknorpels entsteht in den meisten Fällen durch starke Gewalteinwirkung, wie dies etwa beim Abfahrtslauf, beim Fußball oder beim American Football der Fall sein kann. Die Knorpelflächen können dann der einwirkenden Kraft nicht mehr standhalten und vom Knochen abbrechen. In diesem Fall handelt es sich um eine sogenannte Knorpelfraktur. Ein Knorpelstück, welches abgebrochen ist, bezeichnet man auch als freien Gelenkkörper.

Eine **chronische** Knorpelschädigung erfolgt nicht plötzlich und schlagartig, sondern hat oft eine Vorgeschichte. Chronische Knorpelschäden werden auch als degenerative Knorpelschäden bezeichnet und münden vielfach in eine Arthrose (siehe Kapitel „Arthrose“, S. 92 ff.).

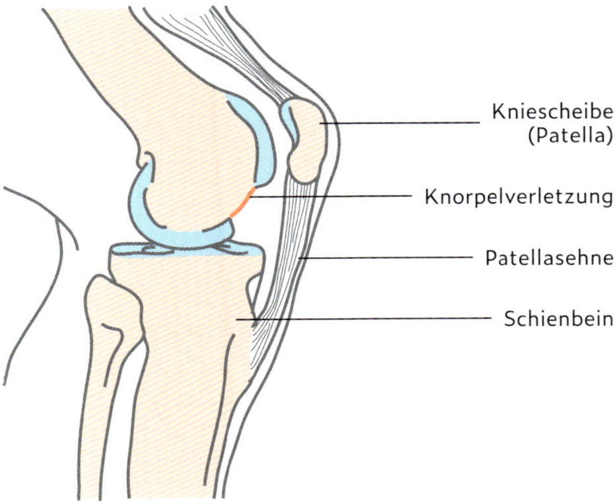

### Symptome

Bei einer **akuten Knorpelverletzung** bestehen meist starke, **plötzlich** einsetzende Schmerzen, die wie **ein Stich oder ein Brennen** empfunden werden. In weiterer Folge schwillt das Knie an.

Das hat zwei Gründe: Erstens kommt es unmittelbar nach dem Ausbruch eines Knorpel-Knochen-Stückes zu einer Einblutung aus dem Knochen in das Kniegelenk. Zweitens reizt das abgebrochene Knorpelstück die Gelenkschleimhaut im Knie, diese schwillt dann an und es wird vermehrt Gelenkflüssigkeit produziert. Es kommt zu einem sogenannten Erguss.

Die Patienten haben dann oft das Gefühl einer Blockade und können das Knie nicht mehr ganz durchstrecken.

Auch im Falle einer **chronischen Knorpelschädigung** haben die Patienten Schmerzen, die jedoch nicht schlagartig einsetzen, sondern immer wieder in unterschiedlicher Intensität auftreten, mal mehr, mal weniger stark. Auch besteht in den meisten Fällen eine Neigung zur **Schwellung** und das Gefühl, dass das Knie bamstig ist. In vielen Fällen wird von den Betroffenen eine Art Reiben beschrieben.

### Diagnose

Im Rahmen der körperlichen Untersuchung zeigen die Patienten die typischen, oben dargestellten Symptome, die Schwellung und die Entwicklung der Beschwerden, möglicherweise mit gelegentlicher Einklemmung eines freien Gelenkkörpers.

Wenngleich auch die körperliche Untersuchung Hinweise auf die Verletzung gibt, sollte in weiterer Folge unbedingt eine Magnetresonanztomografie durchgeführt werden, um die Diagnose zu sichern. Eine Röntgenuntersuchung kann Aufschluss über die Beinachse geben. Eine Ultraschalluntersuchung kann eine Bakerzyste zeigen, die ein Hinweis auf eine Knorpelschädigung sein kann.

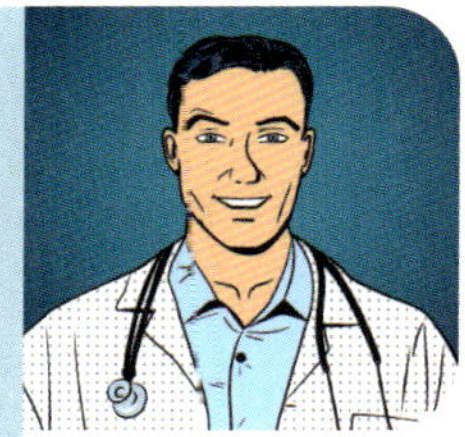

### So würde sich der Kniespezialist selbst behandeln

Einen minimalen Aufbruch und Spalt (Fissur) im Gelenkknorpel würde ich mit einer sogenannten Hochfrequenz-Elektrode versiegeln lassen. Dabei verwendet der Operateur ein langes, 4 mm starkes Instrument. An dessen Ende findet sich eine Elektrode, die eine leichte Hitze erzeugt. So können im Knie aufgebrochene Knorpelflächen erhitzt und damit versiegelt werden.

Bei einer **akuten Verletzung** des Gelenkknorpels würde ich mir nach der MR-Untersuchung den freien Gelenkkörper (abgebrochenes Knorpelstück) **arthroskopisch** entfernen oder wieder befestigen lassen. Die Wiederbefestigung gelingt am besten mit einem sogenannten Fibrinkleber und zusätzlich eventuell mit kleinen resorbierbaren Stiften oder Schrauben. Wird das Knorpelstück entfernt und nicht wieder befestigt, würde ich auch den Knorpeldefekt (die Stelle, an der der Knorpel abgebrochen ist) behandeln lassen. Dafür eignet sich am besten ein sogenannter „knochenmarkstimulierender Eingriff“. Dabei werden an der Stelle des abgebrochenen Knorpels schonend kleine Löcher in den darunterliegenden Knochen gebohrt. Dadurch kommt es zum Austritt von Knochenmark und darin enthaltenen Stammzellen in den Defekt. Alternativ können diese Stammzellen auch aus dem Beckenkamm gewonnen werden. Die Stammzellen aus dem Knochenmark, gemischt mit Fibrin (sogenannter „Super-Clot“), sammeln sich im Defekt an. Aus diesem Stammzellen-Fibrin-Gemisch entwickelt sich innerhalb kurzer Zeit ein Regeneratknorpel. Dieser entspricht zwar in der Zusammensetzung nicht ganz dem originalen Gelenkknorpel, ist aber sehr gut belastbar.

Bei kleinen Defekten im Knorpel gibt es auch die Möglichkeit, kleine Knochen-Knorpel-Zylinder in den Defekt einzubringen. Bei einem größeren Defekt würde ich eine sogenannte Knorpelzell-Transplantation machen lassen. Dabei entnimmt der Operateur aus einem nicht belasteten Areal des Gelenkes Knorpelzellen. Diese werden dann im Labor gezüchtet und die daraus gewonnene Knorpelsubstanz wird in einem zweiten Eingriff in den Knorpeldefekt eingebracht. Heute gibt es auch die Möglichkeit, diese Knorpelzellen in einem einzigen Eingriff zu gewinnen und in den Defekt einzubringen. Ich würde mir zusätzlich auch eine Membran aus Kollagen und Hyaluronsäure in den Defekt einbringen lassen. Dadurch wird die Qualität des Regeneratknorpels verbessert und er wird belastbarer. Im Moment gibt es auch Bestrebungen, Stammzellen aus dem Fettgewebe zu isolieren, um diese dann in den Knorpeldefekt einzubringen.

In jedem Fall würde ich nach einer knorpelregenerierenden Operation eine **Orthese** (Schiene zur Entlastung und Stabilisierung) tragen und das Bein zumindest sechs Wochen nur teilbelasten. Für zumindest sechs Monate würde ich auf Stop-and-go-Sportarten verzichten.

### Prophylaxe einer erneuten Knorpelverletzung

Am wichtigsten ist in diesem Zusammenhang, dass die **Oberschenkelmuskulatur gut trainiert** ist. Natürlich gibt es auch Sportarten, bei welchen das Risiko, eine Knorpelverletzung zu erleiden, höher ist als bei anderen. Dazu zählen Sportarten, die zu starken Scherbewegungen des Knorpels führen, wie zum Beispiel Fußball, American Football oder Carving. Bei einem bekannten Knorpelschaden sollte man deshalb überlegen, von Sportarten mit höherem Risiko auf andere umzusteigen, wie zum Beispiel von Abfahrtslauf auf Langlaufen. Besonders wichtig ist es, die Kniestabilität gut zu erhalten. Ein stabiles Kniegelenk mit intakten Bändern ist viel weniger anfällig für Knorpelschäden als ein instabiles.

Ein weiterer wichtiger Faktor, um eine Knorpelverletzung zu verhindern, ist die **gerade Beinachse.** Besteht zum Beispiel ein O-Bein, ist es wahrscheinlich, eine Knorpelverletzung an der Knieinnenseite zu erleiden. Im

Gegensatz dazu besteht bei einem X-Bein das Risiko für einen Knorpelschaden an der Knieaußenseite. Diese Achsabweichungen sollten deshalb entweder operativ oder mit speziellen Einlagen korrigiert werden.

Bei bekannten Knorpelschäden ist es auch sinnvoll, weiteren Schaden zu verhindern, indem man zum Beispiel regelmäßig Hyaluronsäure oder plättchenreiches Plasma (PRP) in das Knie spritzt. Auch weiß man heute, dass die extrakorporale **Stoßwellentherapie** eine positive Wirkung auf den Gelenkknorpel hat.

## Back 2 Sports

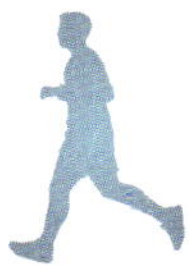

Nach einer Knorpelverletzung sollte nicht zu früh mit Lauf- oder Sprungsportarten begonnen werden. Nach der Behandlung von leichten Knorpelschäden ist eine vollständige Rückkehr zum Sport meist nach sechs bis acht Wochen möglich. Nach höhergradigen Knorpelschäden oder gar Abbrüchen ganzer Knorpelanteile, die im Rahmen einer Operation versorgt wurden, kann die vollständige Rückkehr zum Sport wesentlich länger dauern. Bis sportlich wieder alles möglich ist, dauert es dann sechs Monate oder sogar länger.

Nach einem knorpelregenerativen Eingriff wäre es sinnvoll, den Behandlungserfolg nach sechs Monaten mittels Magnetresonanztomografie zu kontrollieren. Im Rahmen dieser Untersuchung kann man den regenerierten Knorpel gut nachweisen. Dennoch ist es auch nach einer hochgradigen Knorpelverletzung und Operation wichtig, das operierte Bein zu belasten. Das wird in den ersten Wochen nur mit Krücken und in Form einer leichten Teilbelastung möglich sein. Aber auch „runde" Bewegungen des Kniegelenkes, wie zum Beispiel Training am Ergometer und Crosstrainer, sind bald möglich und auch sinnvoll. Der regenerierte Knorpel muss sich nämlich, wenn auch langsam, an die Bewegungen und Belastungen des Knies im Alltag gewöhnen, da nur dann eine ausreichend belastbare Knorpelschicht entstehen kann **(Remodelling).** Es ist anzumerken, dass eine gewisse Neigung zur Schwellung auch monatelang nach einem knorpelregenerierenden Eingriff vorkommen kann und normal ist.

## Arthrose

Bei der Arthrose handelt es sich um eine chronische und hochgradige **Abnützung des Gelenkknorpels** im Kniegelenk. Normalerweise überzieht der gesunde Gelenkknorpel den Oberschenkelknochen, das Schienbein und die Rückseite der Kniescheibe. Die Gelenkflüssigkeit ernährt den Knorpel und garantiert, dass Bewegungen des Kniegelenkes schmerzfrei ausgeführt werden können. Der Gelenkknorpel des Kniegelenkes ist jedoch besonderen Belastungen ausgesetzt und im Lauf des Lebens kommt es zu einem fortschreitenden Abbau dieses Knorpels. Knorpelschäden werden in vier Schweregrade eingeteilt. Die Arthrose stellt den schwersten Grad einer Knorpelschädigung dar.

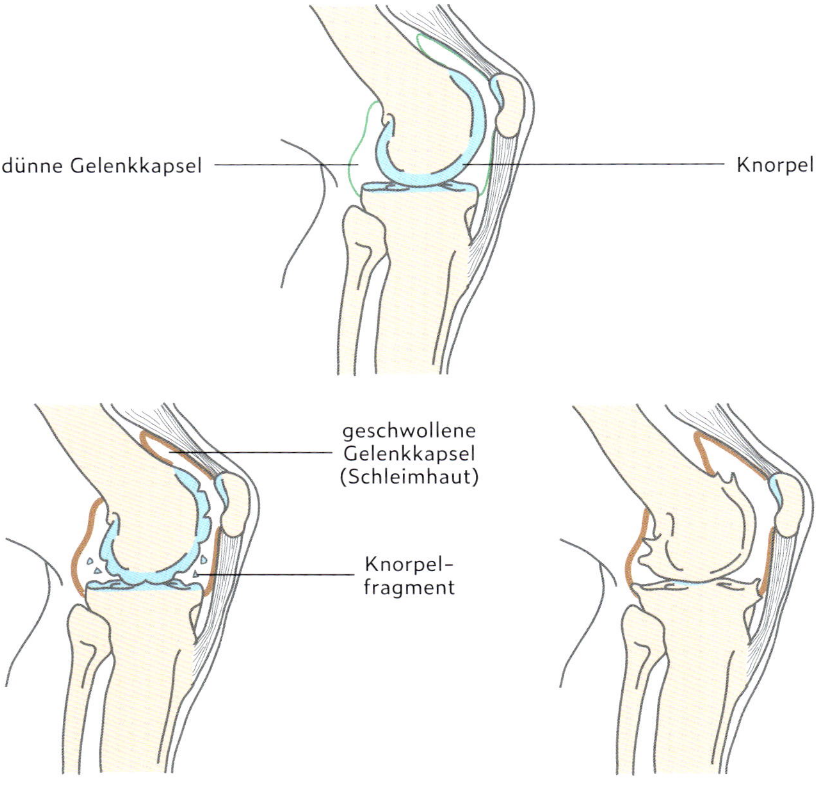

### Ursache

Die Ursachen für Knorpelschäden sind vielschichtig und entsprechen jenen, die bereits im Kapitel „Knorpelverletzung“ (S. 86 ff.) angeführt wurden. Mechanisch begünstigen vor allem eine Instabilität des Kniegelenkes und Abweichungen der Beinachse die Entstehung einer Arthrose. Auch Ernährungsfaktoren können eine Rolle spielen. So ist es vor allem eine einseitige, fetthaltige und sehr proteinreiche Ernährung, die zur Entstehung von Knorpelschäden beitragen kann. Ebenso gibt es einige Stoffwechsel- und Rheumaerkrankungen, die zu schweren Knorpelschäden und Arthrose führen können. Zuletzt können Entzündungen des Kniegelenkes die Entstehung einer Arthrose auslösen. Dabei können Bakterien, selten auch Viren oder Pilze, den Gelenkknorpel unumkehrbar schädigen.

### Symptome

Bei einer Arthrose stehen **Schmerzen** im betroffenen Gelenk im Vordergrund. Diese bestehen in erster Linie **nach längeren Ruhephasen** (nach Sitzen oder Liegen) und nach dem Aufstehen, wenn die Betroffenen einige Schritte gehen. Typisch ist dabei der sogenannte **morgendliche Anlaufschmerz.** Sport oder die normalen Belastungen des Alltags sind nicht mehr oder nur mehr schwer möglich. Sehr typisch ist auch eine Neigung des betroffenen Kniegelenkes zur Schwellung. Das Gelenk ist oft dick, fühlt sich bamstig an und ist überwärmt.

In der Spätphase einer fortgeschrittenen Arthrose nimmt das betroffene Kniegelenk eine vermehrte X- oder O-Beinerscheinung an. Zusätzlich kann es sein, dass über die Jahre Knochenanteile angebaut werden. Dies Phase bezeichnet man als „deformierende Arthrose“.

### Diagnose

Neben den typischen Beschwerden im Alltag oder beim Sport (Schmerzen, Schwellung; siehe Kap. „Knorpelverletzung“, S. 86 ff.) gibt in erster Linie das konventionelle Röntgenbild den besten Hinweis auf eine vorliegende Arthrose. Auch im Rahmen einer MR-Untersuchung zeigt sich das ganze Ausmaß des Knorpelschadens, ebenso können zusätzliche Schäden an Menisken, Bändern und teilweise am Knochen sichtbar sein.

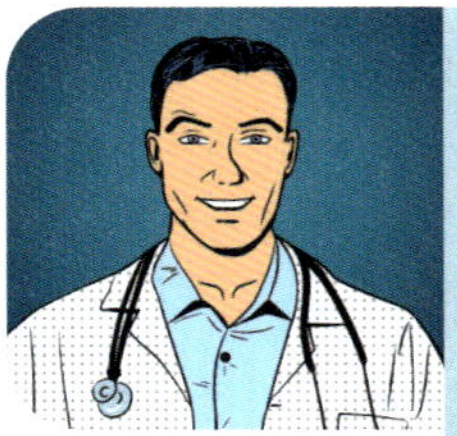

## So würde sich der Kniespezialist selbst behandeln

Ich bin der Meinung, dass man sich immer bemühen sollte, das Kniegelenk so lange es geht zu erhalten. Dennoch möchte ich anmerken, dass die Gelenkerhaltung ab einem gewissen Grad der Gelenkabnützung nicht mehr möglich ist. In diesem Fall würde ich die Art der Behandlung in erster Linie **von** meinem **Leidensdruck abhängig** machen. Habe ich relativ wenige Beschwerden, wie Schmerzen oder Schwellungen, würde ich versuchen, mit Hyaluronsäure, plättchenreichem Plasma oder Infiltrationen über die Runden zu kommen. Dabei handelt es sich um schmerztherapeutische Verfahren. Möglich ist es auch, Schmerzmittel einzunehmen, obwohl das natürlich keine dauerhafte Lösung sein kann.

Bei großem Leidensdruck und relativ jungem Alter würde ich überlegen, eine sogenannte **Denervation** durchführen zu lassen. Dabei werden die Schmerzfasern der Schleimhaut verödet und die Schmerznerven betäubt.

Falls das auch nicht hilft und die Schmerzen sehr stark sind, bleibt nur noch die Möglichkeit, das arthrotisch veränderte Kniegelenk durch eine sogenannte Knie-Endoprothese zu ersetzen. Dabei handelt es sich um ein künstliches Kniegelenk aus Metall und einem sogenannten Inlay aus Polyäthylen. Es gibt mittlerweile sehr viele Typen von **Knieprothesen,** wobei diese auch auf die individuellen Bedürfnisse jedes einzelnen Patienten angepasst werden. In einer Operation werden die abgenützten und geschädigten Knorpelflächen entfernt und durch künstliche ersetzt. Es gibt heute auch die Möglichkeit, nur einzelne Teile des Gelenkes durch eine Prothese zu ersetzen und andere intakt zu lassen (zum Beispiel **Halbschlitten-Prothese**).

### Prophylaxe einer erneuten bzw. chronischen Arthrose

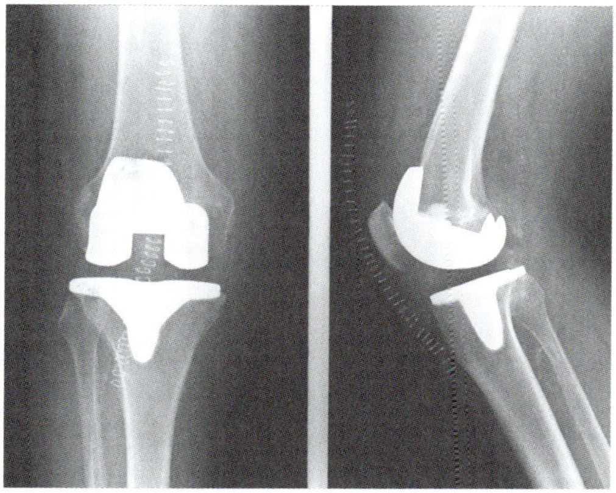

**Knieprothese**

Hier gelten die gleichen Maßnahmen, die im Kapitel „Knorpelverletzung“ beschrieben wurden (S. 86 ff.). Am wichtigsten ist sicher wieder die **Stabilität** des Gelenkes und die **normale Beinachse.** Ein bandstabiles Knie mit regelrechter Beinachse ist weniger anfällig für eine Arthrose. Wie erwähnt, ist es auch wichtig, Stoffwechselerkrankungen ausreichend zu behandeln und auf die Ernährung zu achten. Bei bekannten Knorpelschäden ist es eventuell auch sinnvoll, die gewohnten sportlichen Aktivitäten zu modifizieren. Das Ziel muss es sein, eine Verschlechterung der Knorpelsituation zu verhindern.

### Back 2 Sports

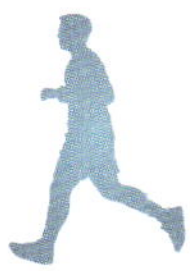

Prinzipiell ist es kein Problem bei Vorliegen einer Arthrose Sport zu betreiben. Es ist sogar gut, sportlich aktiv zu sein. Dadurch wird die Muskulatur gekräftigt und die Beweglichkeit verbessert. Zusätzlich bleibt das Knie durch die kontinuierliche Bewegung „geschmiert“: Die Gelenkflüssigkeit bildet sich besser und hilft, das noch vorhandene Knorpelvolumen zu erhalten. Wichtig ist es, keine Sportarten zu betreiben, die eine Verschlechterung der Knorpelsituation bringen. Stop-and-go-Sportarten sind eher schlecht, Sportarten mit „runden“ Bewegungen dagegen gut, wie etwa Training am Ergometer und Crosstrainer, Radfahren, Langlaufen und Schwimmen. Nach einer Knieprothesen-Operation können diese Sportarten sehr bald wieder aufgenommen werden. „Bald“ bedeutet, nachdem die Wunden abgeheilt, die Nähte oder Klammern entfernt sind und die ersten Kontrollen und Physiotherapie-Einheiten absolviert wurden. Auch Skifahren oder Tennisspielen ist mit einer Knieprothese möglich. Der Zeitpunkt dafür ist individuell sehr unterschiedlich, kann aber mit etwa sechs Monaten nach der Operation angegeben werden. Vermeiden sollte man hingegen Kontaktsportarten wie zum Beispiel Fußball.

## Bakerzyste

Eine Bakerzyste ist prinzipiell eine Ausstülpung der Gelenkkapsel an der Rückseite des Kniegelenkes, also in der Kniekehle. Man kann diese gut tasten und manchmal auch sehen.

### Ursache

Die Bakerzyste ist eigentlich kein eigenständiges Krankheitsbild, sondern immer die Folge einer Ursache. In den meisten Fällen ist die Ursache eine Abnützung des Kniegelenkes mit Knorpelschäden und/oder Meniskusrissen. Durch diese Zustände kommt es zu einer Irritation und Reizung der Schleimhaut im Kniegelenk. Dadurch wird wiederum vermehrt Gelenkflüssigkeit produziert und diese sammelt sich als sogenannter **Reizerguss im Knie** an. Das Knie wird dick und fühlt sich bamstig an. Die vermehrte Flüssigkeit im Gelenk stülpt dann die Gelenkkapsel Richtung Kniekehle aus – das bezeichnet man als Bakerzyste.

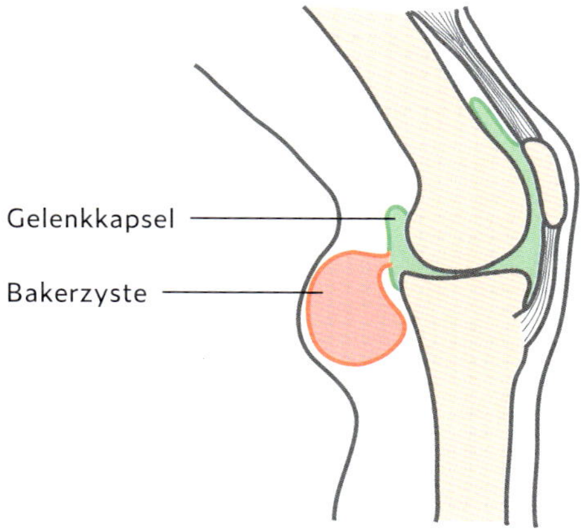


### Symptome

Eine Bakerzyste ist in vielerlei Hinsicht lästig. **Man sieht sie** meistens von der Seite in der Kniekehle. Sie schmerzt manchmal direkt. Sie drückt auf die darüberliegenden Weichteile und kann auch die Blutgefäße und die Nerven in der Kniekehle komprimieren. Generell schränkt die Bakerzyste die Beweglichkeit des Kniegelenkes ein und führt dazu, dass sich das **Knie bamstig** anfühlt und so, als stünde es ständig unter Druck. In manchen Fällen kann die **Zyste platzen,** ihr Inhalt entleert sich dann in die Weichteile der Kniekehle. Das kann dazu führen, dass der ganze Unterschenkel anschwillt, heiß wird und manchmal sogar rot verfärbt ist.

### Diagnose

Die Diagnose ergibt sich zumeist schon im Rahmen der körperlichen Untersuchung. Dabei sieht der Arzt die Bakerzyste sehr gut und tastet sie als prall-elastische Schwellung in der Kniekehle. In den meisten Fällen wird dann eine Ultraschalluntersuchung gemacht, um die Verdachtsdiagnose zu bestätigen. In jedem Fall sollte eine Magnetresonanztomografie durchgeführt werden, um die Ursache der Bakerzyste zu eruieren.

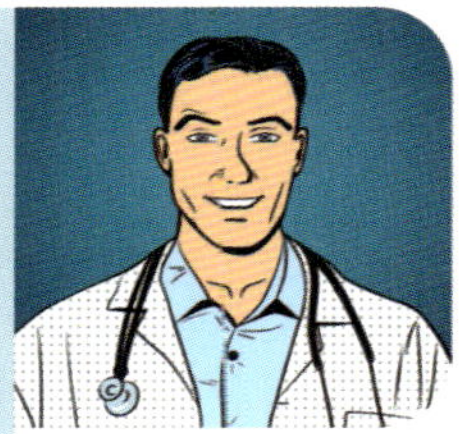

### So würde sich der Kniespezialist selbst behandeln

Prinzipiell ist es wichtig zu wissen, dass die Bakerzyste an sich harmlos ist. Das Wort „Zyste" verängstigt viele Patienten, wenn sie es in einem Befund lesen. Ich würde die Behandlung davon abhängig machen, wie sehr die Zyste stört. Ist sie groß, schmerzhaft und schränkt sie mich im Alltag und beim Sport sehr ein, würde ich die **Zyste punktieren** lassen. Dabei wird mit einer Nadel der Zysteninhalt abgesaugt. Die Zyste kann sich aber in den Tagen danach wieder füllen, sodass eventuell noch einmal punktiert werden muss. Kommt sie immer wieder, kann man die Zyste auch operativ entfernen oder **arthroskopisch absaugen** lassen. Wichtig ist es, die Ursache zu finden und dann zu behandeln. In den meisten Fällen handelt es sich um einen Knorpelschaden und/oder um einen Meniskusriss, den man im Rahmen einer Arthroskopie beheben kann.

### Prophylaxe einer erneuten Bakerzyste

Um die erneute Entstehung einer Bakerzyste zu vermeiden, ist es wichtig, die auslösenden Faktoren zu kennen und diese zu vermeiden oder zu behandeln. Dazu gehört es vor allem, **Knorpelschäden und/oder Meniskusrisse** zu **beheben.**

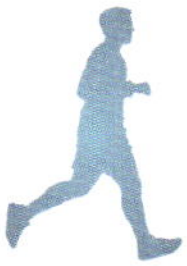

### Back 2 Sports

Sowohl mit einer Bakerzyste als auch nach deren Behandlung ist prinzipiell volle sportliche Fähigkeit gegeben. Wenn die Bakerzyste sehr störend ist, werden aus diesem Grund nicht alle Sportarten möglich sein. Die sportlichen Aktivitäten richten sich in erster Linie danach, welche Ursache die Bakerzyste hat oder hatte, und sind im jeweiligen Kapitel beschrieben.

## Morbus Schlatter

Morbus (Osgood-)Schlatter ist eine **Erkrankung des jugendlichen und wachsenden Skelettes.** Meistens handelt es sich bei den Betroffenen um junge männliche Sportler. Typischerweise sind bei den Betroffenen die Wachstumsfugen noch offen und das Wachstum ist somit noch nicht abgeschlossen. Es handelt sich beim Morbus Schlatter um eine Reizung der Wachstumsfuge an der Vorderseite des Schienbeins (Schienbeinrauigkeit). Diese Wachstumsfuge wird als Apophyse bezeichnet und befindet sich dort, wo die Patellasehne am Schienbein ansetzt.

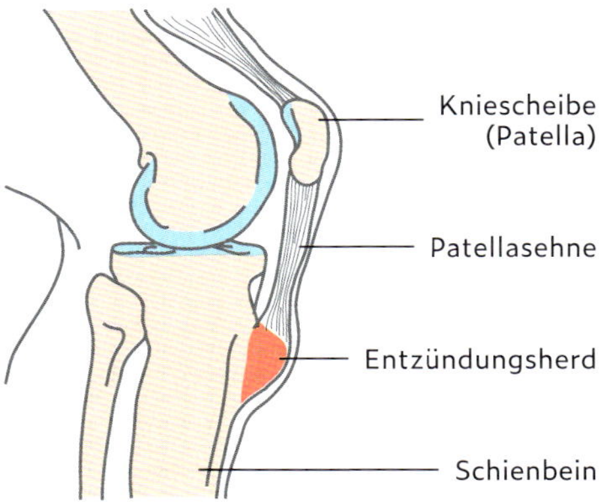

## Ursache

Die genaue Ursache für den Morbus Schlatter kennt man nicht, man nimmt aber an, dass es sich um Schmerzen handelt, die aufgrund der unvollständigen Verknöcherung der Wachstumszone auftreten.

## Symptome

Das Hauptsymptom des Morbus Schlatter ist der **Schmerz an der Vorderseite des Schienbeines** am Ansatz der Patellasehne (Schienbeinrauigkeit). Die Schmerzen treten in erster Linie bei Belastung auf und sind vor allem beim Sport spürbar. Manchmal ist die Region auch geschwollen und schmerzhaft überwärmt. Typischerweise **bessern sich die Schmerzen in Sportpausen** wieder. Manchmal löst sich ein kleines Knochenstück von der Wachstumszone ab und ist unter den Weichteilen tastbar.

## Diagnose

Die Diagnose ist eigentlich bereits bei der körperlichen Untersuchung klar: junger Sportler im Wachstum mit den typischen Schmerzen, die bei Sportpause besser werden. Zusätzlich kann eine Ultraschall- oder eine MR-Untersuchung gemacht werden. Auch im Röntgen findet man fast immer Anzeichen für den Morbus Schlatter.

### So würde sich der Kniespezialist selbst behandeln

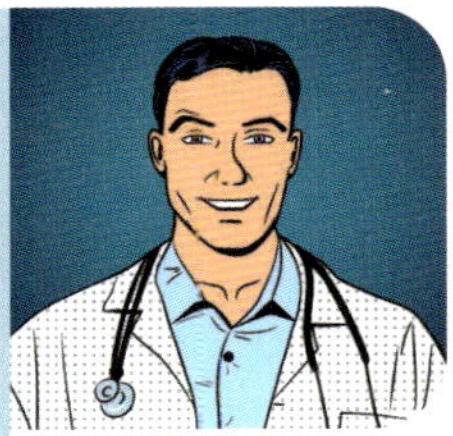

Grundsätzlich ist festzuhalten, dass es sich beim Morbus Schlatter um eine völlig harmlose Sache handelt. Er ist dennoch lästig und führt leider oft dazu, dass die jungen Sportler ihren geliebten Sport zeitweise gar nicht oder nur in eingeschränkter Form betreiben können. Bei starken Schmerzen ist diese **Sportpause** durchaus gerechtfertigt und angebracht. Dennoch würde ich weiter Sport betreiben, sofern es schmerzabhängig möglich ist. In einer Sportpause würde ich die betroffene Region mit **Eispackungen** behandeln und ein entzündungshemmendes und **schmerzlinderndes Gel** verwenden. Hat sich ein Knochenstück abgelöst und bereitet Beschwerden, würde ich es operativ entfernen lassen.

### Prophylaxe eines (erneuten) Morbus Schlatter

Man kann gegen (erneute) das Auftreten des Morbus Schlatter keine vorbeugenden Maßnahmen ergreifen. Bei einem tritt er auf, beim anderen nicht. Man muss jedoch wissen, dass der Morbus Schlatter kein Dauerzustand ist, sondern dass die Beschwerden mit Abschluss des Wachstums wieder verschwinden.

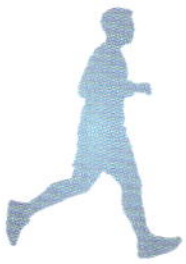

### Back 2 Sports

Prinzipiell ist volle Sportfähigkeit gegeben. Wie viel Sport tatsächlich ausgeübt werden kann, wird in erster Linie durch die Beschwerden bestimmt. Wenn der Patient gar keine oder nur leichte Schmerzen hat, ist die volle Sportfähigkeit vorhanden. Sind die Schmerzen stärker oder unerträglich, muss natürlich eine Sportpause eingelegt werden. Diese kann in einigen Fällen lange dauern, nämlich bis das Wachstum abgeschlossen ist.

## Seltene Erkrankungen

Zu den seltenen Erkrankungen im Bereich des Kniegelenkes zählen zum Beispiel **Tumorerkrankungen.** Diese können sowohl im Kindesalter als auch im jungen Erwachsenenalter entstehen. Dabei wird in den meisten Fällen eine Schwellung bemerkt, manchmal ist diese auch schmerzhaft. Die Diagnose kann meistens bereits durch ein Röntgen gestellt werden, manchmal aber erst im Rahmen einer MRT oder durch andere Spezialuntersuchungen. Die Behandlung erfolgt meistens operativ, wobei der Tumor und das angrenzende Gewebe entfernt werden. In manchen Fällen ist auch eine Bestrahlung und/oder eine Chemotherapie erforderlich.

Weitere seltene Erkrankungen sind bestimmte Stoffwechselerkrankungen, die sich auch auf das Kniegelenk auswirken. Ein gutes Beispiel dafür ist die **Gicht.** Dabei kommt es zu Ablagerungen von Stoffwechselprodukten in der Gelenkschleimhaut und zu einer Entzündungsreaktion. Oft ist das Knie dann dick und überwärmt. Die Diagnose wird im Rahmen einer Blutabnahme gestellt, zusätzlich auch durch ein Röntgen oder im Rahmen einer Kniepunktion.

**Entzündungen** des Kniegelenkes sind ebenfalls selten, können aber schwerwiegende Folgen haben und müssen unbedingt vermieden werden. Sie entstehen entweder durch die Einschwemmung von Bakterien über die Blutbahn in das Gelenk, oder, sehr selten, im Rahmen einer Kniepunktion beziehungsweise im Zuge einer Operation durch Krankenhauskeime. Entzündungen führen in den meisten Fällen zu Verwachsungen im Gelenk und zu einem Knorpelschaden im Knie. Entzündungen des Kniegelenkes äußern sich durch eine schmerzhafte Schwellung des Knies, welches auch überwärmt ist. Viele Patienten haben Fieber und zeitweise Schüttelfrost. Die Diagnose wird in den meisten Fällen durch eine Kniepunktion und im Rahmen einer Blutuntersuchung gestellt. Auf jeden Fall ist schnelles Handeln wichtig: Es sollte ein Antibiotikum verabreicht werden. Vielfach ist es auch erforderlich das Kniegelenk arthroskopisch zu spülen. Manchmal ist sogar eine offene Operation erforderlich, um die entzündete Schleimhaut zu entfernen.

**Brüche** rund um das Kniegelenk können als Verletzungsfolge am Schienbein, am Oberschenkel oder an der Kniescheibe auftreten. Ist der Bruch verschoben oder betrifft er die Gelenkfläche, ist manchmal ein operativer Eingriff erforderlich. Dabei werden die Bruchstücke verschraubt oder mit Drahtschlingen zusammengehalten, bis der Bruch wieder zusammengewachsen ist.

Beim **Hoffa-Syndrom** handelt es sich um Schmerzen im Bereich des Hoffa'schen Fettkörpers, knapp unterhalb der Kniescheibe. Anteile dieses Fettkörpers können sich im Gelenkspalt einklemmen und zu Schmerzen führen. Auch nach Unfällen oder Operationen kann es zu einer schmerzhaften Schwellung oder zu einer Vernarbung des Fettkörpers kommen. In diesen Fällen kann man versuchen, die Beschwerden mittels Stoßwellentherapie zu behandeln. Manchmal ist es jedoch notwendig, den Hoffa'schen Fettkörper operativ teilweise oder ganz zu entfernen.

# WELCHE SIND DIE BESTEN KNIE-SPORTARTEN?

Da das Knie bereits im Alltag hohen Belastungen ausgesetzt ist, sind allein dadurch die Knorpeloberflächen stark belastet. Dies trifft für **kniebelastende Sportarten** in noch größerem Ausmaß zu. Als „kniebelastend" bezeichnet man Sportarten mit schnellen Richtungsänderungen, sogenannte Stop-and-go-Sportarten, wie zum Beispiel Fußball, Handball und Tennis. Ebenfalls belastend sind Sportarten mit starker Verdrehung des Kniegelenkes, wie dies etwa beim Carving der Fall ist. Bei all diesen Sportarten kommt es zu starken axialen (senkrechten) und tangentialen (scherenden) Belastungen des Gelenkknorpels. Dementsprechend wichtig ist es, eine Sportart zu finden, die den Spaß am Sport mit einer möglichst geringen Belastung für das Kniegelenk verbindet. Vor allem bei bekannter Vorschädigung des Gelenkes ist dies zu beach-

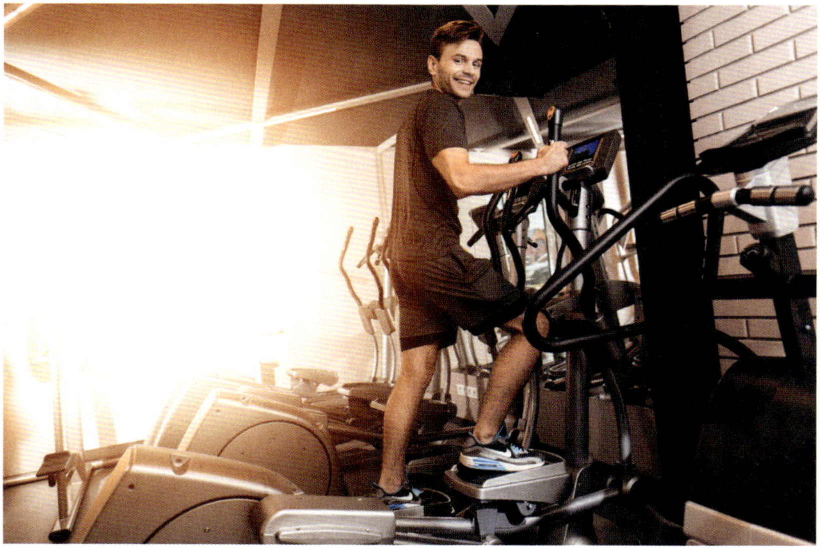

**Crosstrainer für schonende Bewegung**

ten. Liegen zum Beispiel Knorpelverletzungen vor oder wurde das Knie schon öfter aufgrund einer Verletzung operiert, muss man versuchen, zusätzlichen und zukünftigen Schaden zu vermeiden. Dabei sind es vor allem **Sportarten mit „runden" Bewegungen,** die für das Kniegelenk optimal sind. Dazu zählen das Training am Ergometer und am Crosstrainer, Radfahren, Schwimmen und Langlaufen. Auch Bewegungen in der Achse Beugen-Strecken sind in den meisten Fällen ohne Bedenken möglich. Dazu zählen Kniebeugen, Ausfallschritte oder Beinpresse. Vorsicht ist jedoch bei zu tiefen Kniebeugen geboten, da diese das Kniegelenk und dabei vor allem den Knorpel der Kniescheibe belasten können. Dasselbe gilt für Übungen mit zu viel Gewicht.

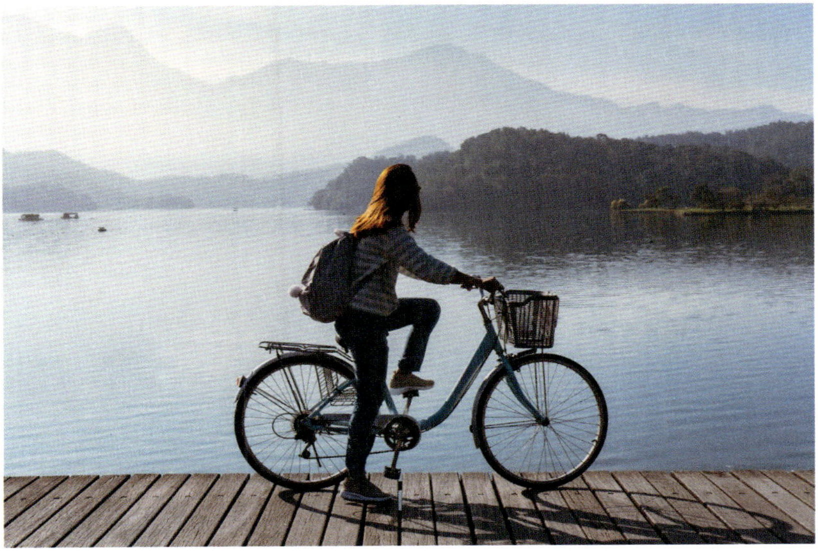

**optimaler Einstieg mit Radfahren**

# WIE VERMEIDE ICH DEN KNIE-MARATHON?

Zu nahezu jedem Knieproblem findet man im Internet eine Reihe von Foren mit mehr oder weniger hilfreichen Kommentaren und Empfehlungen zum Thema. Diese sind vielfach gerechtfertigt und sicherlich gut gemeint. Dennoch kann man nicht alle Knieprobleme über einen Kamm scheren. Jeder Patient ist **unterschiedlich und individuell** zu betrachten. Als Kniespezialist sehe ich es als meine Aufgabe, meinen Lesern einen Wegweiser durch den „Knie-Dschungel“ zu bieten. Dabei geht es in erster Linie darum, die richtige Behandlung für „sein“ Knieproblem zu bekommen. Besonders wichtig dabei ist es, sich in kompetente Hände zu begeben. Das gelingt am besten, indem man einen Arzt findet, dessen Spezialgebiet das Knie ist. Meine Philosophie ist es, für jedes spezifische Problem und für jeden Patienten die beste individuelle Lösung zu finden. Das beinhaltet nicht zwingend immer operieren zu müssen. Es geht darum herauszufinden, wie mit den schonendsten Methoden der meiste Benefit für den Patienten zu erzielen ist. In vielen Fällen heißt das: nicht operieren! Prinzipiell rate ich immer zur Vorsicht, wenn vom Arzt sofort eine Operation empfohlen wird. Eine Zweitmeinung einzuholen hat sich dabei noch immer bewährt und kann helfen, Klarheit zu schaffen. Bedenklich sind auch Versprechen, dass nach einer Operation „alles wieder so ist wie vor der Verletzung“. Jede Verletzung hinterlässt ihre Spuren. Ist eine Operation nach einer Verletzung erforderlich, kann dies eine vollständige Wiederherstellung bewirken, muss es aber nicht. In den meisten Fällen ist es eine gewisse Defektheilung, eben mehr Reparatur als komplette Wiederherstellung. Es ist wichtig, dass die Erwartungen des Patienten realistisch sind, es hat keinen Sinn, unrealistische Hoffnungen zu wecken. Liegt beispielsweise bereits ein Knorpelschaden in einem instabilen Knie vor, kann man zwar die Kniestabilität durch eine Kreuzbandoperation verbessern, den Knorpelschaden kann man aber nicht mehr rückgängig machen. Die Stabilität wird nach der Operation wieder vorhanden sein, dennoch werden gewisse Beschwerden (Neigung zur Schwellung, leichte Schmerzen) aufgrund des Knorpelschadens bleiben. Keinesfalls leichtfertig oder voreilig sollte man großen Operationen, wie einer Knieprothese, zustimmen. Die Schmerzen einer Arthrose beispielsweise können in den meisten Fällen auch ohne baldige Knieprothesen-Operation ausreichend behandelt werden. Bei vielen Patienten erreicht man eine Besserung der Beschwerden bereits durch eine Arthroskopie. Zweifellos kann man aus einem knorpelgeschädigten Knie damit kein „neues" Knie machen, dennoch kann man bei geeigneter Indikation die Schmerzen vermindern und zum Beispiel abgebrochene Knorpelstücke entfernen oder Teile der Schleimhaut veröden, sodass diese keinen Reizzustand mehr bewirken. Auch mit anderen nicht-operativen Methoden können heute sehr gute Erfolge erzielt werden.

Das Motto sollte dabei immer sein: **so viel wie nötig, so wenig wie möglich.** Dies gilt sowohl für operative als auch für nicht-operative Verfahren. Die Selbstheilungsprozesse des Körpers sollten nie unterschätzt und können genutzt werden, um zusätzliche und schonende Regeneration der verschiedenen Strukturen im Knie herbeizuführen. Letztlich trifft man als Patient immer die Entscheidung, was einen operativen Eingriff oder eine bestimmte Therapie betrifft. Der Arzt soll dabei als Berater fungieren und in diesem Fall wissen, dass er einen Chef hat: seinen Patienten!

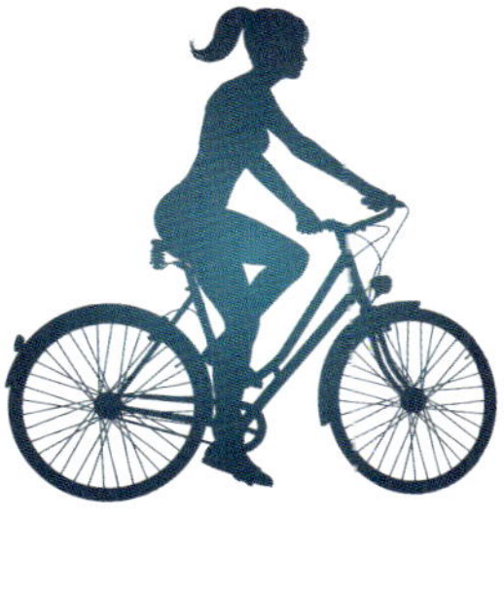

# ANHANG

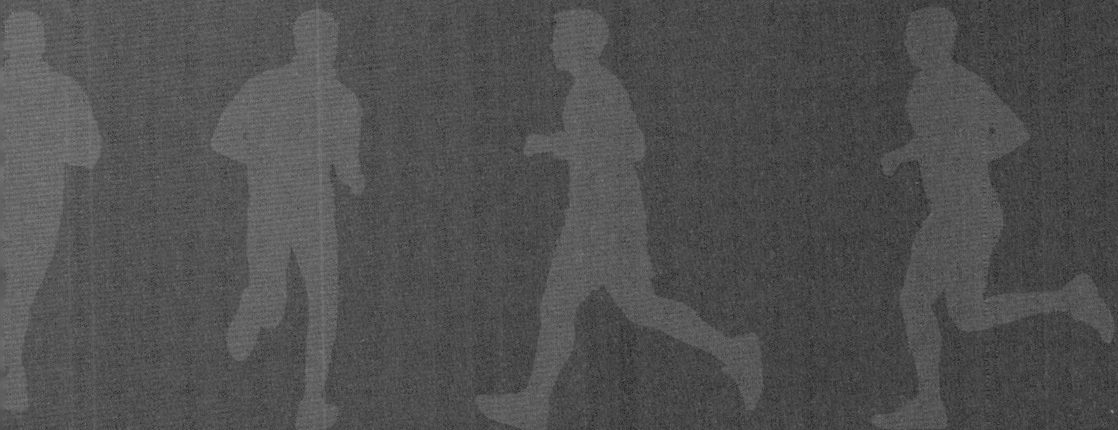

## Begriffserklärungen

**abweichende Beinachse:** eine gedachte Linie, welche sich vom Sprunggelenk über das Kniegelenk bis zum Hüftgelenk zieht. Die Position des Kniegelenkes zeigt an, ob eine Beinachsenabweichung vorliegt, umgangssprachlich X- oder O-Beine genannt

**Adduktoren:** Muskeln bzw. Muskelgruppen, welche die Heranführung (Adduktion) einer Extremität zur Körpermitte hin steuern

**Akupunktur:** Behandlungsmethode der traditionellen chinesischen Medizin (TCM), bei der eine therapeutische Wirkung durch Nadelstiche an bestimmten Punkten des Körpers erzielt werden soll

**akute Schmerzen:** treten immer dann auf, wenn das Gewebe beschädigt wurde, sie dauern nur eine gewisse Zeit an und sollen den Körper vor Schäden und Überlastung schützen

**Anamnese:** eine systematische Befragung zum Gesundheitszustand des Patienten. Sie wird vom Arzt oder einer anderen mit der Behandlung betrauten Person durchgeführt, um die aktuellen Beschwerden sowie die gesundheitliche Vorgeschichte des Patienten zu erfassen.

**anterior knee pain:** Begriff für unterschiedlichste Schmerzen an der Vorderseite des Kniegelenkes

**Apophyse:** Knochenfortsatz, der als Ansatz für Sehnen, Bänder oder Muskeln dient

**Arthritis:** Entzündung des Gelenkes

**Arthrose:** Knorpelabbau und Verschleiß der Gelenkflächen des Kniegelenkes

**Arthroskopie:** Gelenkspiegelung, minimalinvasive Operationsmethode. Wenn die ärztliche Untersuchung und bildgebende Verfahren (Röntgen, MRT) eine innere Kniegelenksschädigung (z. B. Riss eines Meniskus, Kreuzbandriss, Knorpelschaden) anzeigen, können mittels dieser Methode verschiedene Operationen durchgeführt werden. Dabei werden am Kniegelenk zwei bis drei ca. 0,5 cm große Schnitte gemacht. Über einen dieser Schnitte kann mittels einer Glasfaseroptik und einer Kamera in das Innere des Kniegelenkes geblickt werden. Der Operateur orientiert sich dabei auf einem Bildschirm. Über den zweiten Schnitt werden die Instrumente zur Operation eingeführt. Der dritte Schnitt dient manchmal als Abfluss, das Knie wird für die Operation mit sterilem Wasser aufgefüllt.

**axial:** entlang einer vertikalen Achse

**Bakerzyste:** eine Ausstülpung der Gelenkkapsel des Kniegelenkes im hinteren Anteil. Die Zyste ist meistens in der Kniekehle tastbar, manchmal auch sichtbar. Sie ist mit Gelenkflüssigkeit gefüllt.

**Bestrahlung:** Einwirken von elektromagnetischen Wellen (Wellenstrahlung) oder Teilchen (Teilchenstrahlung) auf den menschlichen Körper

**bildgebende Untersuchung:** verschiedene apparative Untersuchungsmethoden, die (zwei- oder dreidimensionale) Bilddaten von Organen und Strukturen liefern und vorrangig zur Diagnose krankheitsbedingter Veränderungen eingesetzt werden

**Brace:** Schiene zur Stärkung des Bewegungsapparates

**Bone Bruise:** Knochenmarködem; vermehrte Flüssigkeitseinlagerung im Oberschenkel und/oder im Schienbeinkopf

**Bursa:** Schleimbeutel

**Bursitis:** Schleimbeutelentzündung

**Chemotherapie:** Krebstherapie mithilfe von Medikamenten

**Chondropathia patellae:** eine Erkrankung der knorpeligen Rückfläche der Kniescheibe

**chronische Schmerzen:** Schmerzen, die nicht akut sind (s. akute Schmerzen). Sie manifestieren sich dauerhaft, sodass ein Ende der Schmerzen meist nicht so ohne Weiteres abzusehen ist. Sie können verschiedene Ursachen haben. Herkömmliche Schmerzmittel helfen oft nicht, die Schmerzen können jedoch mit nicht medikamentösen Behandlungen und speziellen Medikamenten behandelt werden.

**Combing:** Behandlungsmethode bei einer akuten Sehnenverletzung: Hier wird das gesunde Gewebe „aufgefrischt". Dazu werden im Gewebe gezielte Mikroverletzungen gesetzt, Blut gelangt in das entzündete Gewebe. Im frischen Blut befinden sich Gerinnungsfaktoren und es bildet sich anstatt des entzündeten Gewebes ein nährstoffreiches Blutgerinnsel, das die Heilung der Sehne einleitet.

**Computertomografie (CT):** spezielle Röntgenuntersuchung, bei der Schnittbilder (Schichtaufnahmen) von Körperteilen erstellt werden

**degenerativ:** durch Verschleiß (Degeneration) bedingt

**Denervation:** ein minimalinvasiver operativer Eingriff zur Schmerzreduktion. Dabei werden die schmerzleitenden Nerven um das Kniegelenk über sehr kleine Schnitte freigelegt und anschließend verödet. So können diese Nerven keinen Schmerz mehr weiterleiten.

**Diabetes:** (Blut-)Zuckerkrankheit

**Drainage:** eine medizinische Behandlungsmethode. Sie dient der Ableitung oder dem Absaugen krankhafter oder vermehrter Körperflüssigkeiten (etwa Eiter und Blut) oder von Gasen, um einen Normalzustand wiederherzustellen. Als Drain werden die Hilfsmittel bezeichnet, die dabei zum Einsatz kommen. Das können zum Beispiel Schläuche oder Röhrchen sein = „Drainageschlauch". Nach der Arthroskopie werden über den Schlauch Spülflüssigkeit und Blutreste entfernt.

**Drehscharniergelenk:** z. B. das Kniegelenk: Es sind sowohl Scharnierbewegungen (Beugung/Streckung) als auch Drehbewegungen möglich.

**„Early Active Rehab"-Konzept:** Konzept, das auf einen frühzeitigen Behandlungsbeginn setzt. Es wird frühzeitig mit der Therapie begonnen („early"), die Muskulatur wird aktiv gesteuert („active") und Übungen zur Verbesserung der Beweglichkeit und Stärkung der Muskulatur werden durchgeführt („rehab").

**Erguss:** Flüssigkeitsansammlung innerhalb der Gelenkkapsel

**Faszien:** netzartiges, reißfestes und vor allem auch elastisches Bindegewebe, das einzelne Muskeln, Muskelgruppen oder ganze Körperabschnitte umgeben kann

**Femur:** Oberschenkelknochen

**Fibula:** Wadenbeinknochen

**Fissur:** minimaler Spalt im Gelenkknorpel

**Gicht:** eine Stoffwechselstörung, die vor allem schmerzhafte Entzündungen in den Gelenken verursacht. Ursache ist zu viel Harnsäure im Blut, die sich in Kristallform in der Gelenkhaut ablagert.

**Halbschlitten-Prothese:** nur einzelne Teile des Gelenkes werden durch eine Prothese ersetzt, intakte Teile werden belassen

**hämatogen:** über die Blutbahn transportiert

**Hämatom:** Bluterguss

**Hamstring-Muskeln:** Muskulatur der Oberschenkel-Rückseite, auch Kniebeuger oder rückseitige Oberschenkelmuskulatur genannt

**Hochfrequenz-Elektrode:** medizinische Anwendung von Strahlung, die Frequenzen zwischen einigen Megahertz und etwa 500 MHz verwendet

**Hoffa-Impingement:** Einklemmungen des Hoffa'schen Fettkörpers (s. Hoffa'scher Fettkörper)

**Hoffa'scher Fettkörper:** im vorderen Anteil des Kniegelenkes. Er ist direkt unterhalb der Haut tastbar und mäßig verschieblich. Das Fettpolster ist von Nervenfasern und Gefäßen durchzogen.

**Hyaluronsäure:** Bestandteil des Bindegewebes; Hauptbestandteil der Gelenkflüssigkeit

**Infiltration:** eine Injektion eines Medikaments mit dem Ziel der Schmerzreduktion

**Inlay:** weicher Anteil einer Gelenkprothese (Füllung)

**Inspektion:** wichtiger Teil bei der körperlichen Untersuchung: Der Arzt betrachtet z. B. das Äußere des Kniegelenkes, um mögliche Abweichungen von der Norm zu erkennen

**jumper's knee:** auch Springerknie oder Patellaspitzensyndrom; eine Entzündung am Ansatz der Sehne am unteren Pol der Kniescheibe, die vor allem bei sportlichen Erwachsenen auftritt

**Knieprothese:** Knieersatz in Form eines Implantats

**Kniepunktion:** eine sterile Hohlnadel wird in das Kniegelenk eingebracht, um Gelenkflüssigkeit abzusaugen. Diese Flüssigkeit wird analysiert, um einen besseren Eindruck von Erkrankungen und Verletzungen zu erhalten. Auch zum Nachweis einer Entzündung des Kniegelenkes ist diese Untersuchung sehr gut geeignet.

**Kniespiegelung:** s. Arthroskopie

**Kniestreckermuskel:** auch Beinstrecker-Muskel (lat.: Musculus quadriceps femoris = „vierköpfiger Oberschenkelmuskel" oder auch kurz Quadriceps); ein Skelettmuskel, der aus vier Köpfen besteht und sich auf der Vorderseite des Oberschenkels befindet. Die vier Köpfe dienen zur Streckung des Kniegelenkes.

**Kniestreckersehnen:** auch Quadizepssehnen. Sie verlaufen oberhalb und unterhalb der Kniescheibe an der Vorderseite des Kniegelenkes.

**Knochenmarködem:** Bone Bruise; vermehrte Flüssigkeitseinlagerung im Oberschenkel und/oder im Schienbeinkopf

**Kollagen:** Strukturproteine, wichtiger Bestandteil des Bindegewebes

**Kompartmentsyndrom:** erhöhter Druck in einer Muskelloge verursacht Muskel- und Nervenschäden sowie starke Schmerzen

**konservative Behandlung:** Behandlung eines Krankheitszustandes mithilfe medikamentöser Therapie(n) und/oder physikalische Maßnahmen. Als Gegensatz hierzu ist die chirurgische Behandlung mittels Operation eines Krankheitszustandes zu sehen.

**Korbhenkelriss:** spezieller Menikusriss, bei dem sich der abgerissene Meniskusanteil wie ein Korbhenkel in das Kniegelenk vorwölbt

**Kortison:** lebenswichtiges Hormon der Nebennierenrinde sowie künstlich hergestelltes Medikament

**knochenmarkstimulierender Eingriff:** bei akuten Verletzungen des Gelenkknorpels; dabei werden an der Stelle des abgebrochenen Knorpels schonend kleine Löcher in den darunterliegenden Knochen gebohrt. Dadurch kommt es zum Austritt von Knochenmark und darin enthaltenen Stammzellen in den Defekt. Die Stammzellen aus dem Knochenmark, gemischt mit Fibrin, sammeln sich im Defekt an. Aus diesem Stammzellen-Fibrin-Gemisch entwickelt sich innerhalb kurzer Zeit ein Regeneratknorpel.

**Kreuzstich:** hier wird über die Rückenmarksnerven (Spinalanästhesie) der entsprechende Körperteil betäubt und der Patient bleibt während der Operation bei Bewusstsein

**Lymphdrainage:** eine Form der physikalischen Therapie; Sonderform der klassischen Massage. Sie dient vor allem als Entstauungstherapie. Schwellungen können damit effektiv behandelt werden.

**Magnetresonanz (MR):** Diagnoseverfahren, das ein Magnetfeld zur Bilderstellung verwendet

**meniskokapsuläre Separation:** eine besondere Form der Meniskusverletzung; dabei löst sich der Meniskus an einer Stelle von der Gelenkkapsel ab und wird dadurch hypermobil, was zu Beschwerden führen kann

**Meniskus:** halbmondförmiger Faserknorpel im Kniegelenk

**Meniskusganglion:** Ausstülpungen des Meniskusgewebes, die zu schmerzhaften Einklemmungen in den vorderen Anteilen des Kniegelenkes führen können

**Meniskusprovokation:** Untersuchung zur Prüfung der Menisken; der Arzt wendet vorsichtig Bewegungstechniken an, um eine Schmerzreaktion beim Patienten zu provozieren, die auf einen Meniskusriss hindeutet

**minimalinvasiv:** chirurgische Eingriffe mit kleinstmöglichen Verletzungen von Gewebe

**Morbus Ahlbäck:** im Erwachsenenalter auftretendes Krankheitsbild, bei dem die Gefahr besteht, dass aufgrund eines Knochenmarködems der Gelenkknorpel nicht mehr ausreichend mit Nährstoffen und Durchblutung versorgt wird. Das hat zur Folge, dass sich ein oder mehrere Knorpelteile ablösen können.

**Morbus Schlatter (auch Morbus Osgood-Schlatter):** Erkrankung bei Kindern und Jugendlichen im Wachstum; chronischer Reizungszustand am Ansatz der Kniescheibensehne; entzündliche Vorgänge, die manchmal auch zu einer Ablösung kleiner Knochenstücke vom Schienbein führen können

**Morbus Sinding-Larsen:** Erkrankung ausschließlich bei Kindern und Jugendlichen; Schmerzhaftigkeit an der Spitze der Kniescheibe

**morgendlicher Anlaufschmerz:** Schmerzen nach dem Aufstehen, wenn die Betroffenen einige Schritte gehen möchten

**Oberschenkelstrecker:** s. Kniestreckermuskel

**Ödem:** Flüssigkeitseinlagerung in den Weichteilen oder im Knochen

**Orthese:** Schiene

**Osteochondrosis dissecans:** besondere Form eines Knorpelschadens vor allem im Kindes- und Jugendalter

**Osteopathie:** Krankheits- und Behandlungskonzept im Bereich der Alternativmedizin

**Osteotomie:** Behandlungsmethode zur Beinachsenkorrektur. Die abnorme Beinachse wird ausgemessen und mit der normalen Beinachse abgeglichen. Dann erfolgen an zuvor definierten Stellen Knochenschnitte am Schienbein oder am Oberschenkelknochen, um die Beinachse zu korrigieren. Anschließend wird der gerade gerichtete Knochen verplattet und verheilt in dieser korrigierten Position.

**Palpation:** Tastbefund; „Angreifen" oder „Untersuchung mit den Händen". Ertastet werden können zum Beispiel Schwellungen, Verhärtungen, Fehlstellungen, Geschwulste, Reiben, Knacken und Instabilitäten.

**Patella:** Kniescheibe

**Patellasehne:** Kniescheibensehne; Verlängerung der Quadrizepssehne, die über die Knieschiebe bis zum Schienbein zieht

**Patellaspitzensyndrom:** s. jumper's knee

**PECH-Regel:** Behandlungsmethode: P – Pause (Sportpause), E – Eis (Kühlen), C – Compression (Kompression), H – Hochlagern

**Physiotherapie:** früher auch Krankengymnastik genannt; dient der Behandlung und Vorbeugung verschiedenster Beschwerden, Verletzungen und Erkrankungen. Dabei kommen unterschiedliche aktive und passive Techniken und Verfahren zum Einsatz.

**Placebo:** als Placeboeffekt bezeichnet man in der Medizin das Auftreten einer therapeutischen Wirkung durch die Gabe von Tabletten ohne Wirkstoff (Placebos) oder von sogenannten Scheinbehandlungen

**plättchenreiches Plasma (platelet rich plasma, PRP) für die Eigenbluttherapie:** dabei wird dem Patienten eine geringe Menge (etwa 5–10 ml) Blut abgenommen. Dieses Blut wird danach zentrifugiert, dadurch erhält man eine Plasma-Fraktion. In dieser befinden sich verschiedene Wachstumsfaktoren, die sich positiv auf die Knorpelregeneration auswirken.

**Plica:** Schleimhautfalte im Kniegelenk

**Plica-Syndrom:** Vergrößerung der Schleimhautfalte aufgrund einer Entzündung oder chronischen Reizung

**pluripotente mesenchymale Stammzellen:** „Ur"-Zellen, die aus dem Knochenmark gewonnen werden. Sie können zu jedem Zelltyp eines Organismus differenzieren, da sie noch auf keinen bestimmten Gewebetyp festgelegt sind. Diese werden z. B. in das Kniegelenk eingebracht und wandeln sich im Milieu des Kniegelenkes in Knorpelgewebe um. Somit können Knorpeldefekte gefüllt und Knorpelabnützungen behandelt werden.

**Polyäthylen:** formbarer, aber fast unzerbrechlicher Kunststoff, wird z. B. für Inlays verwendet

**postoperativ:** nach einem chirurgischen Eingriff

**Proteoglykane:** wichtiger Knorpelbestandteil, z. B. im Meniskus

**pulsierende Kältetherapie:** Behandlung mit einer Kälte-Manschette, zur Reduktion von Schwellungen (s. auch Lymphdrainage)

**Quadrizepssehne:** große Kniestreckersehne; sie setzt an der Oberseite der Kniescheibe an und zieht die Kniescheibe nach oben

**Redressement:** Behandlungsmethode bei Bewegungseinschränkung; dabei wird das bewegungseingeschränkte Kniegelenk in Narkose durchbewegt und zugrunde liegende Verklebungen und/oder muskulären Verkürzungen werden verbessert oder behoben

**Refixation:** Wiederfixierung, z. B. des Kreuzbandes

**Regeneratknorpel:** wiederhergestellter Knorpel aus Stammzellen (s. pluripotente mesenchymale Stammzellen)

**Reizerguss:** bernsteinfarbige Flüssigkeitsansammlung innerhalb der Gelenkkapsel

**Rektussehne:** Quadrizepssehne

**resorbierbar:** sich von selbst auflösend (z. B. Operationsnähte)

**retrograde Anbohrung:** besonderer Eingriff zur Behandlung eines Knochenmarködems; dabei wird das unter Druck stehende Knochenmarködem gezielt angebohrt, damit es zu einer Druckentlastung kommt

**Rheuma:** Überbegriff für Krankheiten des Bewegungs- und Stützapparates, die nicht durch eine akute Verletzung oder einen Tumor verursacht werden. Sie sind häufig mit Schmerzen und Bewegungseinschränkungen verbunden und können den gesamten Bewegungsapparat – Gelenke, Gelenkkapseln, Knochen, Muskulatur oder Sehnen – betreffen.

**Riss, degenerativer:** durch Abnützung des Meniskusgewebes bedingter Riss

**Riss, traumatischer:** durch einen Unfall bedingter Riss

**Reserveräume:** Ausstülpungen der Schleimhaut oder der Gelenkkapsel im Kniegelenk, die helfen, die großen Bewegungsausmaße des Kniegelenkes zu ermöglichen

**Scherkräfte:** unter Scherung versteht man die Verschiebung von Hautschichten gegeneinander – beispielsweise beim Umdrehen, Ziehen und Lagern des Patienten

**Schienbeinrauigkeit:** Teil des Schienbeins, an dem die Patellasehne ansetzt

**Schnapp-Phänomen:** bei Beugung und Streckung des Kniegelenkes entstehendes knackendes Geräusch. Es ist meist auch mit Schmerzen verbunden.

**Shaver:** medizinisches Instrument zum Abtragen von Gewebeanteilen (Knorpel, Meniskus, Schleimhaut), Verwendung bei arthroskopischen Eingriffen

**Spinalanästhesie:** eine Form der Regionalanästhesie, Schmerzausschaltung mithilfe eines Kreuzstichs

**Stammzellen:** Körperzellen, die sich in verschiedene Zelltypen oder Gewebe ausdifferenzieren (verwandeln) können

**Stop-and-go-Sportarten:** Sportarten, bei denen man lossprintet, schnell abbremst und wieder schnell lossprinten muss, wie z. B. bei Tennis

**Stoßwellentherapie:** ein nicht-operatives Behandlungsverfahren: Dabei werden Schallwellen auf das geschädigte Gewebe appliziert. Dadurch werden Reparaturprozesse im Gewebe ausgelöst, die zu einer Verbesserung der Durchblutung, einer Verminderung von Entzündungsprozessen und einer Abnahme von Schmerzrezeptoren führen.

**Stretchverletzung:** Zerrung

**Super-Clot:** Stammzellen-Fibrin-Gemisch zur Knorpelregeneration

**Synovia:** Schleimhaut

**Synovialflüssigkeit:** auch Gelenkschmiere, Gelenkflüssigkeit; zäh-viskose, fadenziehende Flüssigkeit, die alle Gelenkhöhlen (Gelenke) erfüllt und die knorpeligen Gelenkflächen gleitfähig erhält

**Szintigrafie:** bildgebendes (nuklearmedizinisches) Diagnoseverfahren, vor allem zum Ausschluss oder zum Nachweis von Entzündungen im Knie

**tangential:** in der Richtung der Tangente, der einen Kreisbogen außen streifenden geraden Linie; scherend

**Tendinose:** Sehnenreizung

**Thermo-Shrinking:** arthroskopische Methode zur Kreuzbandstraffung

**Thrombose:** Blutgerinnsel in einem Blutgefäß

**Tibia:** Schienbein

**Tomografie:** ein bildgebendes Verfahren, das die schichtweise Darstellung eines Objekts liefert. Unter dem Begriff werden verschiedene Aufnahmeverfahren zusammengefasst, die innere räumliche Strukturen eines Objektes ermitteln und in Form von Schnittbildern darstellen können.

**Tracer:** eine künstliche, oft radioaktiv markierte körpereigene oder körperfremde Substanz, die nach Einbringung in den lebenden Körper am Stoffwechsel teilnimmt und darüber unterschiedlichste Untersuchungen ermöglicht oder erleichtert

**Transplantation:** Verpflanzung von organischen Körperteilen oder Körpergeweben zu Heilzwecken

**traumatische Verletzung:** eine durch einen Unfall bedingte Verletzung

**Venenthrombose:** Auftreten eines Blutgerinnsels in einer Vene

**veröden:** krankhaft erweiterte Gefäße (z. B. Krampfadern) werden durch Injektion hypertoner Lösungen verschlossen

**Verrenkungsbruch:** Knochenbruch, bei dem das abgebrochene Knochenstück verlagert wird

**Vollnarkose:** Schmerzausschaltung durch Ausschaltung des Bewusstseins und Gabe von Schmerzmitteln über einen Venenzugang

**Wachstumsfuge:** auch Epiphysenfuge, liegt bei jugendlichen Röhrenknochen zwischen den Gelenkenden und dem Knochenschaft. Es ist jener Bereich, in dem das Längenwachstum des Knochens erfolgt.

**Zyste:** im Gewebe befindlicher Hohlraum, der mit Flüssigkeit gefüllt ist

# Stichwortverzeichnis

## Über den Autor

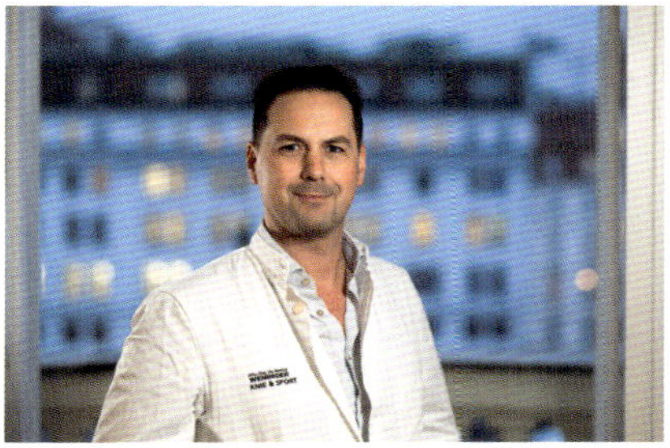

**Privatdozent Dr. Patrick Weninger** ist Facharzt für Orthopädie und Traumatologie sowie Facharzt für Unfallchirurgie. Er deckt somit sowohl das Feld „akute Verletzung“ als auch den Bereich „chronische Abnützung“ ab.

Seine Ausbildung absolvierte Dr. Weninger in renommierten orthopädischen und unfallchirurgischen Kliniken in Wien, Großbritannien und Deutschland. Bereits in jungen Jahren entdeckte er seine Leidenschaft für die Betreuung von Athleten nach Verletzungen, um ihnen ein rasches und sicheres Comeback zu ermöglichen.

Seit seiner Ausbildung ist Dr. Weninger Arzt des Österreichischen Hockeyverbandes und betreut mehrere Hockeyteams in Wien. Er ist seit vielen Jahren im Teamarzt-Pool des Österreichischen Skiverbandes. Aufgrund seiner Expertise wurde Dr. Weninger 2010 Verbandsarzt des Österreichischen Tennisverbandes. Es folgten Stationen als Verbandsarzt des Österreichischen Badminton-Verbandes und als betreuender Arzt im American Football.

Im Jahr 2010 erfolgte auch die Habilitation an der Medizinischen Universität Wien.

Schon frühzeitig spezialisierte sich Dr. Weninger auf Verletzungen des Kniegelenkes. Sein besonderes Interesse gilt dem Gebiet „Kreuzbandverletzungen“. Dafür erhielt der Facharzt 2011 das Clinical Sports Fellowship am University of Pittsburgh Medical Center.

Durch konsequente Weiterbildung auf dem Gebiet der arthroskopischen Kniechirurgie ist die Praxis von Dr. Weninger heute eine der Top-Anlaufstellen bei Knieverletzungen und Kniebeschwerden. Aktuell hat er seine Praxis im Sports Medical Center in Wien.

Dr. Weninger ist heute nicht nur gefragter Spezialist bei akuten Knieverletzungen, sondern auch bei Abnützungen und Knorpelschäden. Dabei steht immer die Erhaltung des eigenen Kniegelenkes im Vordergrund. Nach dem Motto „Weniger ist mehr" wird immer versucht, Operationen möglichst zu vermeiden. Dennoch suchen zahlreiche Patienten die Praxis von Dr. Weninger auf, um ihr Knieproblem im Rahmen eines arthroskopischen Eingriffes behandeln zu lassen. So führt der Kniespezialist pro Jahr etwa 700 arthroskopische Knieoperationen durch, wobei er zahlreiche nationale und internationale Spitzenathleten zu seinen Patienten zählt.

## Bildquellen

S. 1, 10–11, 42–43, 60, 63, 66, 70, 74, 79, 83, 85, 91, 95, 98, 100, 106–107 © enjoynz, iStock; S. 3, 59, 62, 65, 69, 73, 77, 82, 85, 89, 94, 97, 99 © katty2016, Adobe Stock; S. 6, 7, 48, 50 © pixdesign123, Adobe Stock; S. 9, 105 © ChrisGorgio, iStock; S. 12, 13, 14, 15, 16, 17, 18, 19, 60, 64, 67, 70, 71, 75, 76, 81, 83, 87, 92, 96, 98 © Dr. Lena Hirtler; S. 21 © fotodesign-jegg.de, fotolia; S. 22 © Kondor83, fotolia (oben) und © endopack, iStock (unten); S. 23 © James Steidl, fotolia (links) und © Entropia, fotolia (rechts); S. 26 © Peter Atkins, fotolia; S. 27 © romaset, iStock; S. 28 © sergojpg, Adobe Stock; S. 31 © ESLINE, fotolia; S. 33, 34 © PD Dr. Patrick Weninger; S. 37 © Alila, fotolia; S. 45, 49 © ag visuell, Adobe Stock (links) und © matis75, Adobe Stock (rechts); S. 46, 48 rechts, 50 rechts © matis75, Adobe Stock; S. 45 © Kochergin, fotolia; S. 95 © LittleSteven65, fotolia; S. 102 © vadimguzhva, iStock; S. 103 © kitzcorner, iStock;